犯罪精神医学 拾遺

小畠 秀吾

時空出版

犯罪精神医学 拾遺　　目　次

1. 刑事責任能力の判定に関するアンケート調査 …………………… 1
2. 「いん唖のため精神の発育が著しく遅れている者」の
   責任能力と訴訟能力………………………………………………… 30
3. 司法精神鑑定例における宗教精神病理学的側面………………… 44
4. 放火癖 ——診断, アセスメント, 治療—— ……………………… 69
5. 盗みと窃盗癖 ………………………………………………………… 81
6. 解離状態下の窃盗を反復した病的悲嘆の一例 …………………… 97
7. 性犯罪者の精神鑑定 ………………………………………………… 107
8. 虐待の後遺症 ——特に性犯罪者における被虐待体験を中心に—— … 117
9. 性犯罪加害者の治療教育 …………………………………………… 128
10. ひきこもりと犯罪 ………………………………………………… 141
11. 司法精神鑑定例にみる暴力の諸側面……………………………… 152
12. 自殺と犯罪精神医学 ……………………………………………… 161
13. 司法精神医学の専門化はどうあるべきか………………………… 171

あとがき………………………………………………………………… 181
初出一覧………………………………………………………………… 185

1. 刑事責任能力の判定に関する アンケート調査

はじめに

　近年，精神鑑定が社会に果たす役割はますます重要性を増しており，同時に社会の精神鑑定に対する関心の高まりも著しい。ところが，鑑定人の採る立場のちがいや専門的能力の差から精神鑑定の質に不均一が生じ，法の下の平等が果たされえないという問題点も指摘されている[8]。このような現状は，国民の精神鑑定への信頼を失わせかねず，司法精神医学の存在意義そのものが問い直される事態も懸念される。

　そこで，全国の精神科医が刑事精神鑑定における責任能力の判定をどのように考えているのか，その見解の現状を明らかにすることを目的として，触法行為を行った精神障害者の刑事責任能力およびあるべき処遇に関してモデル事例を用いたアンケート調査を行った。

1　対象と方法

　平成13年1月に日本精神神経学会会員を対象として「精神鑑定のあり方に関するアンケート」を行った際に再調査への協力に同意した精神科医345名に，アンケート用紙を郵送した。回答は無記名であるが，報告のコピーを希望する場合は氏名と連絡先を記入するように求めた。調査結果の発表にあたって回答者の氏名・所属を記載しないことを明記した。調査期間は，平成14年2月5日〜2月25日である。

　本アンケートでは，1) 責任能力判定，2) 処遇に関する見解，3) 責任能

表1 モデル事例一覧

	犯　　　罪	診　　　断
事例A	傷害	統合失調症・急性期（幻覚妄想状態）
事例B	強制わいせつ	統合失調症・慢性期（欠陥状態）
事例C	殺人未遂	重症うつ病
事例D	放火	アルコール依存症，アルコール幻覚症
事例E	住居侵入	覚醒剤とアルコールによる急性の幻覚妄想状態
事例F	強姦・強制わいせつ	境界性人格障害，小児性愛

力判定の要因，4）責任能力判定における精神科医の役割に関する見解について調査を行った。精神科医は，心神喪失や心神耗弱を認められ刑罰を免れた者に対して事後の処遇決定（措置診察）や治療の場でも関与しうるため，処遇に関する回答者の見解を調べた。また，回答者の責任能力についての捉え方を明らかにするために，責任能力判定の要因を質問した。さらに，責任能力を判断する主体は鑑定人であるべきとする意見と法律家であるべきとする意見の対立がある[8]ため，この点についても回答者の見解を質問した。

　具体的には，アンケートの中で6つのモデル事例（**表1**，詳細は本章末に「資料」として添付したアンケート用紙を参照）を提示し，それぞれについて責任能力と適切な治療形態を質問した。モデル事例は，いずれも実際の事例をもとに改変を加え作成したものである。モデル事例の障害種別は，主要な精神病として統合失調症，うつ病の事例を選び，また，責任能力判断について見解の混乱があるアルコール精神障害，薬物精神障害の事例をそれぞれ選び，これに非精神病性の精神障害として人格障害の事例を加えた。このうち，統合失調症については急性期と慢性期により責任能力の捉え方に幅があるためそれぞれ別に提示した。責任能力の判定は，それぞれの事例に対して「心神喪失」「心神喪失，心神耗弱のいずれか」「心神耗弱」「心神耗弱，完全責任能力のいずれか」「完全責任能力」の5つから最も適するものを選択するよう求めた。治療形態については，「措置入院」「措置以外の入院」「通院」「刑務所での治療」「治療不要」の5つの形態の

表2　回答者の年齢分布

	N（人）	％
0～30歳	3	1.6
31～40歳	42	22.7
41～50歳	37	20.0
51～60歳	34	18.4
61～70歳	40	21.6
71～80歳	22	11.9
無回答・無効回答	7	3.8
合　　計	185	100.0

それぞれについて，「適さない」「少し適する」「かなり適する」「非常に適する」の4段階での評価とした。

　また，幻覚妄想状態の有無，意識障害の有無など15の項目を挙げ，責任能力の判定に際してそれぞれをどの程度重要視するかを質問した。

　さらに，「鑑定人は責任能力にまで言及するべきではない」という意見に対する見解を，「賛成」「どちらかと言えば賛成」「どちらかと言えば反対」「反対」の中から回答するように求めた。

　なお，責任能力判定は厳密には法的判断であるが，実際には多くの場合，鑑定人の判定・見解が求められる。したがって，精神科医を対象とする本調査には意味があるものと考えられる。

　責任能力判定の要因については項目ごとに重視するか否かを臨床経験年数によって χ^2 検定を用いて比較した。統計解析にはSPSS 12.0 J for Windowsを用いた。

2　結　　果

1　回答者

　アンケートを郵送した345名のうち，185名から回答が得られた（回収率53.6％）。回答者の平均年齢は53.8±13.9歳（平均値±標準偏差）であ

表3 回答者の精神科臨床経験年数

	N（人）	%
1～5年	4	2.2
6～10年	19	10.3
11～15年	31	16.8
16～20年	30	16.2
21～25年	12	6.5
26～30年	25	13.5
31～35年	19	10.3
36～40年	17	9.2
41～45年	11	5.9
46～50年	13	7.0
51～55年	0	0
56～60年	1	0.5
無回答・無効回答	3	1.6
合　　計	185	100.0

り，年齢の分布は**表2**に示す通りであった。回答者の平均臨床活動年数は25.4±13.0年であり，臨床活動年数の分布は**表3**に示す通りであった。また，回答者の主な勤務先は，国・公立病院が30名（16.2%），私立病院が76名(41.1%)，診療所が29名(15.7%)，精神保健福祉センターが7名(3.8%)，大学が23名(12.4%)，その他15名（8.1%)，無回答・無効回答が5名(2.7%)であった。刑事精神鑑定，いわゆる本鑑定の経験は，平均6.7件であり，93名（50.3%）が本鑑定の経験なく，81名（43.8%)が本鑑定の経験者であった。簡易精神鑑定の経験は106名（57.3%)にあり，平均15.1件，鑑定助手の経験は，平均1.7件であった。

　今回のアンケートの回答者中，本鑑定未経験者と本鑑定経験者が，ともに約半数ずつを占めていた。このことは，今回の結果が，司法精神医学を専門にする者や司法精神医学に興味をもつ者のみに偏ることなく得られたものであることを示していると考えられる。

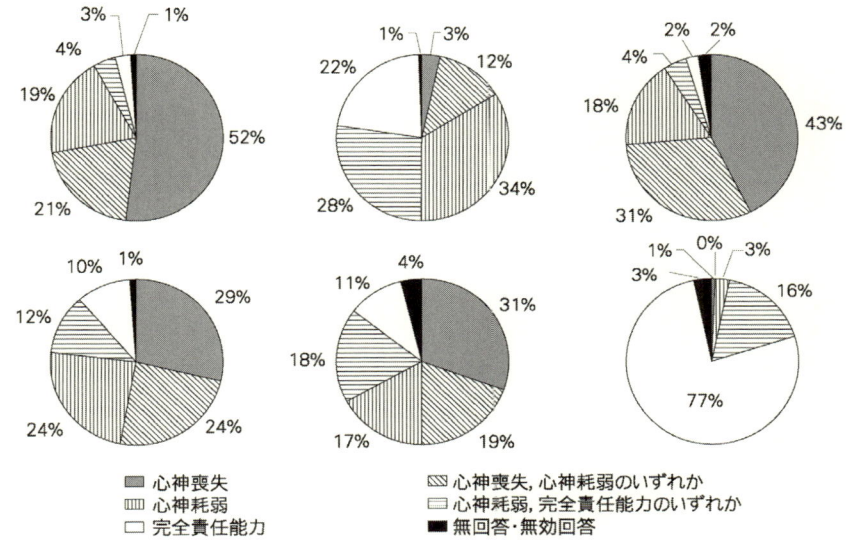

図1 責任能力の判定結果

2 分析結果

1 責任能力について

各事例に対する責任能力の評価は，図1に示す通りであった。事例Aに対しては，「心神喪失」相当とする意見が過半数であり，「心神喪失，心神耗弱のいずれか」とする意見と合わせると70%を超えていた。事例Cに対しても，「心神喪失」の回答と「心神喪失，心神耗弱のいずれか」の回答を合わせると70%を超えた。事例B, D, Eに対しては判断のばらつきが目立った。事例Fに対しては，回答者の77%が「完全責任能力」相当と判断していた。

2 適する処遇について

各事例に対する処遇形態の適否の結果は図2に示す通りであった。ここでは，各処遇形態について，「非常に適する」という回答と「かなり適する」という回答をまとめて「適する」として解析を行った。事例Aに対しては81.6%の回答者が措置入院が適すると答えていた。事例Bに対しては，

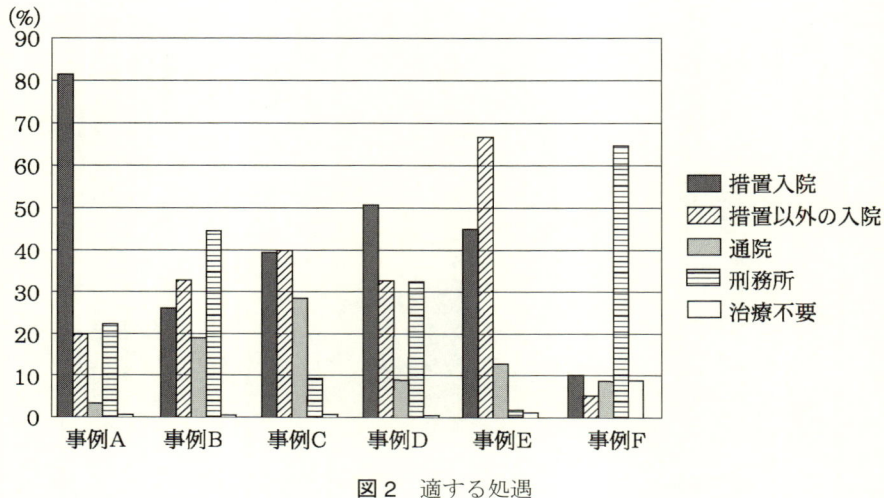

図2 適する処遇

58.3％の回答者が入院治療が適切とする一方で，刑務所での治療が適するとする意見も44.3％みられた。事例Cに対しては，措置入院，措置以外の入院を適するとする意見がそれぞれ約40％ずつみられ，次いで通院治療が適するとする意見がみられた（28.1％）が，刑務所が適するとする回答は9.2％にとどまった。事例Eに対しては措置以外の入院を適切とする意見が最も多く（67.0％），措置入院（44.9％）が続いた。事例Fに対しては，64.9％が刑務所への入所が適すると回答した。

3 責任能力の判定の要因

責任能力があると判断する際にどの項目を重視するかについては図3に示す通りであった。

4 精神科医は責任能力に言及すべきか

「責任能力は司法官が判断すべき法律問題である。従って，鑑定人は医学的診断を下せばよいのであり，責任能力にまで言及すべきではない」という意見に対して，「賛成」という回答は32名（17.3％），「どちらかと言えば賛成」は60名（32.4％），「どちらかと言えば反対」は57名（30.8％），「反対」は15名（8.1％），無回答・無効回答は21名（11.4％）であった。

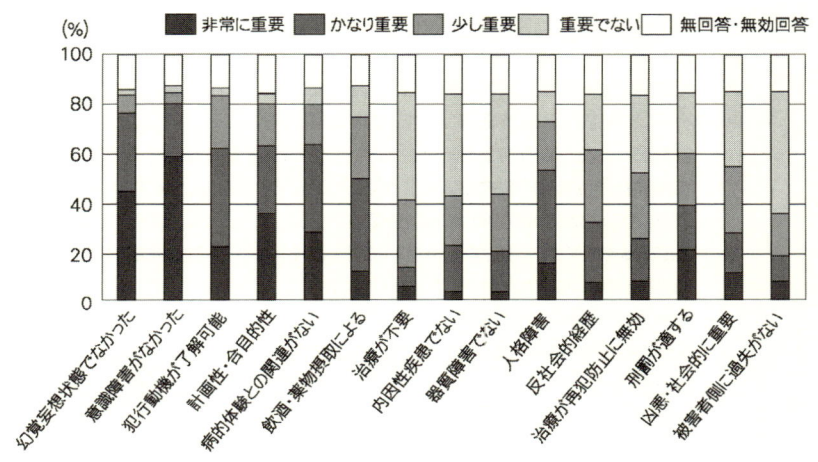

図3 責任能力があると判定する場合に重要な項目

3 考　察

　責任能力，適する処遇のいずれについても障害の種類により判断に差がみられた。以下，それぞれの疾患での問題を考察する。

1 責任能力判定について

1 統合失調症

　統合失調症の2事例については，急性期幻覚妄想状態の事例Aでは責任能力の判定に比較的高い一致がみられたのに対して，慢性欠陥状態の事例Bでは責任能力の判定にばらつきが目立った。ここで，回答者の臨床経験年数の中央値が23.5であったことから，回答者を臨床経験年数24年以上の群と23年以下の群の2群に分けて比較したところ，事例Aでは両群で同じような判定結果となったが，事例Bに対しては，臨床経験23年以下の群の方が24年以上の群に比べて有責性をつよく認めていた（図4）。

　日本では，1984年に最高裁判所第三小法廷が示した「被告人が犯行当時精神分裂病に罹患していたからといって，そのことだけで直ちに被告人が

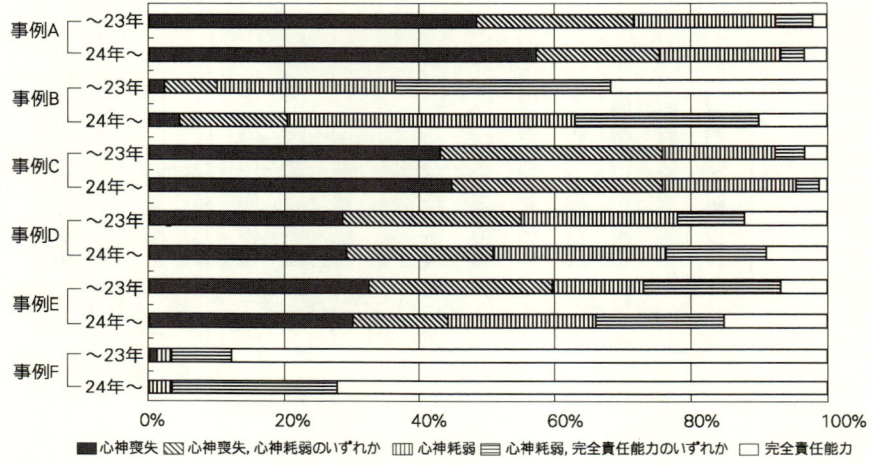

図4 臨床経験年数による責任能力判定の比較

心神喪失の状態にあったとされるものではなく，その責任能力の有無・程度は，被告人の犯行当時の病状，犯行前の生活状態，犯行の動機・態様等を総合して判断すべきである」[12]という決定が，その後の統合失調症者の責任能力判断に重大な影響を及ぼすようになったとされる。すなわち，統合失調症であれば直ちに心神喪失を認める疾病論的原則を否定し，事例ごとに総合的に責任能力を判断することを指針として打ち出したのである。そして，その場合の判断の根拠としては，病的体験が犯行動機に直接に影響しているか否かという点に重点がおかれるようになった。

　この1984年の最高裁決定前後における責任能力判断の原則の変化が，臨床経験年数による判定結果のちがいに反映していることが考えられる。年代的には，臨床経験23年以下の回答者は，最高裁決定に基づいて責任能力判断が転換した1980年代以降に，主に臨床研修を受けていると推定される。しかし，本調査の回答者が司法精神医学の専門家に限られていないことを考えると，今回の結果が必ずしも最高裁決定を念頭においてなされた判断ばかりであるとは考えにくい。むしろ，最高裁決定が出現した状況に目を

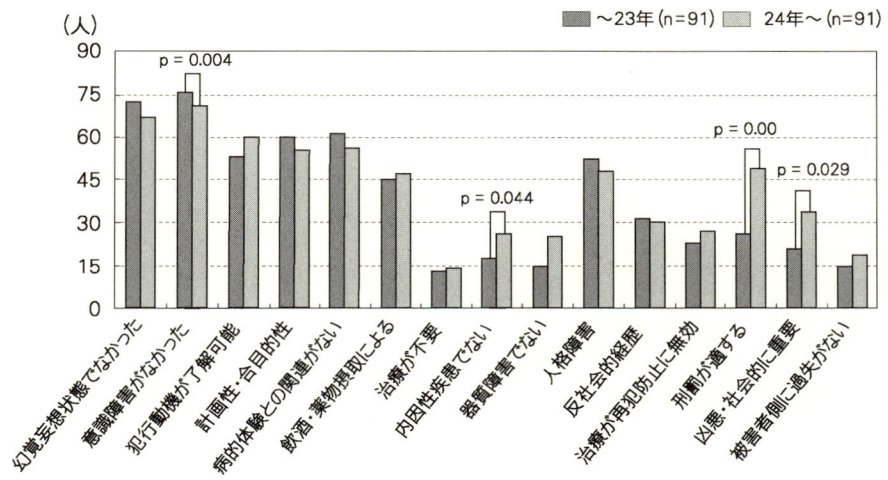

図5 臨床経験年数と責任能力判定項目

向けて考察するべきだろう。中谷[7]は，刑事裁判例における責任能力判断の変遷を辿り，最高裁決定に司法精神医学が追随したのではなく，むしろ裁判所より精神医学の側にそれを先取りする動きがあったことを指摘している。そして，その背景には患者の社会的権利と責任を併置させる地域精神医学的治療観があると言う。臨床経験23年以下の精神科医に特にこのような治療観が強く浸透しており，それが，事例Bのような社会内生活がある程度可能であり，犯行に病的体験の直接的影響がうかがえないような事例に対して有責性を認める傾向に現れていることが考えられる。

責任能力の判定にあたり，幻覚妄想状態や意識障害の有無といった状態像が重視され，ついで犯行動機の了解可能性や病的体験との関連が重視される傾向がみられたことは図3に示す通りである。ここで，臨床経験年数による責任能力判定の要因の相違をみるために，各項目ごとに臨床経験年数23年以下の群と24年以上の群を比較した。「非常に重要」「かなり重要」の回答をまとめて「重視する」とし，「少し重要」「重要でない」の回答をまとめて「重視しない」としてχ^2検定を行った。その結果，臨床年数23

年以下の群は24年以上の群に比べて，意識障害の有無を重視する，内因性疾患であることを重視しない，刑罰の適否を重視しない，犯行の凶悪性・重大性を重視しない等の傾向が示された（図5）。臨床経験23年以下の群で，責任能力判定にあたって「内因性」の標識を重視しない傾向が示されたことは，責任能力そのものの捉え方の変化に由来しているだけでなく，若い精神科医の間で「内因性」概念が疾病体系の枠組みとしての重要性を失っていることを反映しているかもしれない。

中谷[7]は，生物学的要素のレベルで鑑定人と裁判官の合意を可能にした「内因性」の概念が今日ほとんど死滅していることが，統合失調症の疾病概念とその責任能力の混乱をもたらしていることを指摘しているが，今回の結果はそれを裏付けるものと思われる。

2 うつ病（気分障害）

事例Cに対しては，「心神喪失」が相当であるとする回答が最も多く，大多数が責任能力の減免を認めていた。この傾向は，臨床経験年数によって比較しても差はみられなかった。

事例Cは，精神病症状を伴う重症うつ病エピソードと診断されている。従来診断で言えば，負因，病前性格，症状等から内因性うつ病であることが示唆される。しかし，すでに図5でみたとおり，臨床経験年数によって責任能力の判定に「内因性」の標識が重視される度合いには差があるにもかかわらず，臨床経験年数によらず責任能力に減免を認める意見が多かったのは，事例Cが内因性うつ病であることよりも，精神病症状を伴う重症例であり，この妄想が犯行動機に直接に影響していたことが大きく関与していると考えられる。

中田[5]は，内因性うつ病には責任無能力を認める疾病論的原則をとる一方，心因性・反応性うつ病でもその程度が高度で生気的基底にまで変調が生じている場合には内因性うつ病と同様に責任無能力を認めるという見解を主張している。松下[4]は，内因性の躁うつ病（双極性障害）についても，重症度と病相期／寛解期の区別に応じて責任能力に段階をつける考え方を示している。これらの傾向をまとめて，林[2]は「内因，心因に過剰に縛ら

れることなくうつの程度を重んじる意見が優勢となりつつある」としているが，今回の結果はそれに矛盾しない。

3 アルコール・薬物精神障害

アルコール依存症およびアルコール幻覚症である事例Dと，覚せい剤，有機溶剤，アルコールの多種の物質依存があり，物質使用による急性幻覚妄想状態下で犯行を行った事例Eに対しては，ともに責任能力の判定にばらつきがみられた。

アルコールや薬物などのいわゆる中毒性精神障害では，責任能力の評価基準について統一的な見解がなく，鑑定人による判定の相違が著しいとされる。たとえば，覚せい剤精神病の責任能力の判断基準としてしばしば言及される福島の分類[1]は，覚せい剤精神病の，意識障害や心因反応的要素を含む病像の多様さに注目したものであり，その分類中，特に重要とされる「不安状況反応型」は幻覚妄想状態であっても犯行動機や行為の遂行を元来の人格や状況葛藤から了解可能とするものである。しかしこれに対して，了解可能性を強調しすぎるという批判や不安状況反応型の類型としての特異性に関する批判などが出されている。さらに中毒性精神障害の責任能力に関する混乱は，その精神病理学的現象の多彩さや複雑さに由来するだけでなく，刑事政策上の不備から生じているところも大きい。福島[1]は，アルコール酩酊や覚せい剤中毒では，多くの場合，責任能力が内因性，身体因性の障害と同様に評価されないのは，「理論的帰結というより刑事政策と理論との融和による慣例」であるとし，その理由に「自ら招いた精神障害であること」「一過性の精神障害」であることを挙げている。

今回の調査では，責任能力の判定にあたって，障害が飲酒・薬物摂取によって自ら招いたことを「非常に重要」とした回答者は13.0％，「かなり重要」とした回答者は37.3％であり，半数の回答者がアルコール・物質関連障害に対して自招性の点から有責性を認める見解をとっていた。しかし一方で，事例D，事例Eがともに犯行時，幻覚妄想状態にあったことは責任能力の減免を要求する。先述したような責任能力判定に犯行時の状態像を重視する傾向と，障害の発生に対する本人の責任を強調する立場の間で

どのように比重をおくかにより，回答結果にばらつきが生じたことが考えられる．

4 人格障害

人格障害および小児愛と診断された事例Fに対しては，多くの回答者が「完全責任能力」と判断した．日本では，人格障害も小児愛も，司法精神医学的にはそれ自体では責任能力の減免の対象にはならないとする考え方が一般的であり，今回の結果もそのような考え方に一致している．

「完全責任能力」以外の回答は責任能力の減免の可能性を認めているということであるが，これらの回答者の中には，事例Fを矯正施設で処遇しても改善は見込めないとして，治療に導入することを企図して責任能力の減免を認める意見もあった．人格障害者の責任能力は理論的にはさまざまに判定可能であるが，わが国の場合，治療的処遇制度が無かったことや治療体制が不十分であることが，実際上，人格障害者に心神耗弱や心神喪失を認めにくくしていると指摘されている[13]． しかし今回のアンケートの結果は，治療的介入の必要性を重視し，処遇上の観点から心神耗弱等を認めうるとする意見も少数ながら存在することを示唆している．

2 適する処遇について

1 統合失調症

事例Aについては回答者の多くが措置入院が適当であるとしていた．一方，事例Bに対しては，責任能力の判定と同様に，適する処遇についても見解のばらつきが目立った．刑務所が適当とする意見が最も多かったが，法的処罰よりも措置入院，措置以外の入院，通院などの治療を優先させるべきであるという意見も多くみられた．ただし，どちらの事例でも治療不要とする意見はなかった．

事例Aでは，多くの回答者において，犯行に影響したとみられる病的体験が鑑定時にも持続していたことが危険性の判断に結びつき，措置入院を適当とする回答を導いたことがうかがわれる．刑務所を適当とする回答も一部にみられたが，その中には，措置入院を初めとする医療の有効性に対

して疑念を表明し，消極的に刑務所での処遇を選択した回答もあった。
　これに対して，事例Bでは，責任能力判断におけるのと同様に，その犯行動機が病的体験に直接的に影響されたものでないことから，疾病を犯行とは無関係とする見方が少なくなく，これが刑務所での処遇を適するとする回答に結びついたと考えられる。また，措置入院を適当とする回答が比較的低率であったことは，鑑定時に病的体験がないことが危険性の欠如とみられたことによると考えられる。

2　うつ病（気分障害）

　事例Cに対しては，措置入院，措置以外の入院を適切とする回答がともに約4割でほぼ同程度であり，次いで通院治療を適切とする回答がみられた。刑務所における処遇より医療的処遇を求める意見が多いが，適する治療形態については意見が分かれていた。鑑定終了時には症状の改善がみられ寛解状態に達していたことから，うつ症状に焦点を当てた濃厚な治療は不必要とする判断と，うつの再燃や自殺の危険性に留意して入院の必要を認める判断の間で処遇の判断に差が生じたと思われる。

3　アルコール・薬物精神障害

　事例Dと事例Eに対しては，ともに半数近くの回答者が「措置入院」を適するとした。これに対して，「措置以外の入院」と「刑務所での治療」に対する意見については，2事例の間に差が見られた。すなわち，3割強の回答者が事例Dに対して「刑務所での治療」を適当とした一方，事例Eに対して「刑務所での治療」を適するとしたのはごくわずかであった。また，「措置以外の入院」が事例Dに適するとしたのは3割強であったが，事例Eに対してこれを適するとした回答者は7割弱にのぼった。これは，事例Dでは鑑定時，明らかな症状がないのに対し，事例Eは鑑定時にも幻聴やいらいら，頭痛などの症状が残存していたため積極的な治療が必要とみなされたことによると考えられる。つまり，処遇に関する判断は，必ずしも責任能力判断と連動しておらず，鑑定時の状態から下されることがうかがわれる。
　アルコール酩酊下や薬物使用時の犯罪については，犯行当時に存在した

症状がその後の診察場面では消失していることから，司法的判断と医療的判断（たとえば，措置診察）の間にしばしばずれが生じることは，これまでたびたび指摘されている[1,9,10,14]。この点について，岡田[9]は，制度システムの限界を指摘し，鑑定における責任能力判断と通報要否の判断との関係のあり方について問題を提起している。

4 人格障害

事例Fでは刑務所での治療が適当とする回答が圧倒的に多かったが，これは，多くの回答者が「完全責任能力」と判断したことに対応していると考えられる。しかし，治療不要とする回答は1割弱にとどまり，回答者の多くは何らかの治療的対応の必要性を感じていることが示された。

精神鑑定で責任能力の減弱を認められた人格障害の触法事例について，臨床的感覚からは措置不要と思われる場合でも精神鑑定の結果と社会的要請に影響されて要措置と判断される傾向があること，また，そのような入院を引き受けた医師が臨床上，苦慮することが指摘されている[3]。本調査の回答者の多くは私立病院・診療所に勤務する臨床家であり，実際にこのような事例の治療に関わりうる立場の医師であると思われる。ここから，入院・通院よりも刑務所での処遇を適当とする見解が多数を占めた今回の結果は，充分な治療環境や責任体制が整備されない中で医療を行うことに対する，現場の医師の拒否感や抵抗感を反映していることも考えられる。

3 責任能力判定における精神科医の役割

「鑑定人は責任能力に言及すべきでない」とする意見に対する明確な賛成と反対はともにごく少数であり，「どちらかと言えば賛成」と「どちらかと言えば反対」という，より中間的な見解をとる回答者が比較的多くみられた。

鑑定人が責任能力に言及することの可否については，司法精神医学の専門家の間でも，鑑定人が責任能力を確実に判断するべきであるとする立場，責任能力に言及することも許されるとする立場，鑑定人は精神状態に関する事実の意見を裁判官に報告するにとどめ，責任能力判断は法律家に委ね

るべきであるとする立場など意見の相違がある。最高裁判所第三小法廷1983年9月13日決定は心神喪失・心神耗弱の判断およびその前提となる生物学的，心理学的要素の判断は裁判所に委ねられるべきであるとした[11]。しかしこれに対しては，十分な医学的専門知識をもたない司法官が病状の程度を推し測ることには大きな危険性が伴うことが指摘されている[8]。鑑定結果と裁判決定の一致率は8割を超えるとされる。その背景には，裁判官が鑑定結果に依存して決定を下したり，鑑定人が刑事政策的な見地を先取りして鑑定に結論を下したりすることがあると言われているように[8]，実際上，鑑定人が責任能力判断に決定的な影響を及ぼすことが多い。今回のアンケート調査で，鑑定人の責任能力への言及可能性について，中間的な見解が多くみられたことは，責任能力判定は法的判断であり，司法官の職域であるとする原則論と責任能力判定における精神科医の臨床経験と専門的知識の実際上の必要性との双方に配慮した結果と考えられる。

ま と め

1　全国の精神科医の刑事責任能力判定に対する見解を明らかにする目的で，モデル事例を用いたアンケート調査を行った。
2　責任能力の判定については，急性期の統合失調症（幻覚妄想状態），重症うつ病，人格障害の事例で高い一致がみられた。一方，慢性期の統合失調症（欠陥状態），アルコール精神病，覚せい剤精神病の事例で見解が分かれた。
3　慢性期の統合失調症，アルコール精神病の事例に対しては，医療的処遇を求める意見と司法的処遇を求める意見に分かれた。
4　責任能力判定にあたっては，犯行時の患者の病像を重視するという意見が多く，内因性の標識は比較的重視されていないことが示された。
5　適する処遇について比較的高い見解の一致がみられたのは，急性期統合失調症の幻覚妄想状態に対する措置入院，人格障害の事例に対する刑務所での治療であった。アルコール・薬物精神障害に対しては，鑑定時

の状態に応じて処遇が判断される傾向がうかがわれ，責任能力判断と必ずしも連動しないことが示唆された。
6　鑑定人が責任能力に言及することに対しては，明確な賛成・反対は少なく，中間的な意見が比較的多くみられた。

附　記

　本論文は，医療観察法が制定され，その施行に向けて準備がされていた時期に発表された。研究の立案とアンケートの実施は中谷陽二先生によるものであり，筆者はそのデータを基に本論文をまとめさせていただいた。中谷先生に御礼を申し上げます。

　本論文は一般の精神科医の責任能力観が多様であることを浮き彫りにした。この後，医療観察法の施行を契機に司法精神医学への関心が高まり，鑑定の教育体制が追いつかないまま刑事精神鑑定を手がける医師も急速に増えたことで，本論で示された混乱がそのまま司法の現場に持ち出された観がある（この点については本書第13章所収「司法精神医学の専門化はどうあるべきか」の中でも言及した）。

　刑事責任能力や精神鑑定に関する成書や総説は数多くあるので，あえて特定の文献をあげて紹介することはしないが，拙稿「刑事精神鑑定の現状と問題点」（松下正明総編集：司法精神医学5　司法精神医療．pp.21-28, 中山書店, 2006）もご参照いただけると嬉しい。

文　献

1 ）福島　章：覚せい剤犯罪の精神鑑定．金剛出版，東京，1994．
2 ）林　幸司：精神鑑定実践マニュアル．金剛出版，東京，2001．
3 ）平田豊明：人格障害ケースの措置入院を考える．精神科治療学 16:669-673, 2001．
4 ）松下昌雄：躁うつ病者の責任能力．中谷陽二編集：精神障害者の責任能力．pp.139-158, 金剛出版，東京，1993．
5 ）中田　修：内因性うつ病の殺人とその責任能力．精神鑑定と供述心理．pp.83-100, 金剛出版，東京，1997．

6) 中谷陽二, 本間久美子, 簔下成子:刑事精神鑑定のあり方に関するアンケート調査. 精神経誌 104: 158-167, 2002.
7) 中谷陽二:分裂病者の責任能力―『刑事裁判例集』を読む―. 分裂病犯罪研究. pp.181-198, 金剛出版, 東京, 1996.
8) 岡田幸之:精神鑑定の現状と問題点. 風祭 元, 山上 皓編集:臨床精神医学講座 19 司法精神医学・精神鑑定. pp.106-116, 中山書店, 東京, 1998.
9) 岡田幸之:刑事簡易鑑定の問題点. こころの臨床 a la carte 19(4): 419-423, 2000.
10) 庄司正実:薬物依存(有機溶剤). 小田 晋編:司法精神医学と精神鑑定, pp.202-209, 医学書院, 東京, 1997.
11) 最高裁判所第三小法廷:決定(昭和58年9月13日). 判例時報 1100, 156-159, 1984.
12) 最高裁判所第三小法廷:決定(昭和59年7月3日). 最高裁判所刑事判例集 38, 2783-2793, 1984.
13) 山上 皓:人格障害者における責任能力. 新宮一成, 加藤 敏編集:新世紀の精神科治療 5 現代医療文化のなかの人格障害. pp.95-107, 中山書店, 東京, 2003.
14) 山内惟光:起訴前精神鑑定の現状と課題. 山上 皓編:精神科レビュー 19 精神鑑定. ライフサイエンス, 東京, 1996.

資 料

「刑事責任能力の判定に関するアンケート」のお願い

各 位

謹啓 時下益々ご清祥のこととお慶び申し上げます.

　平成13年1月に実施しました「精神鑑定のあり方に関するアンケート」にご協力いただき誠に有り難うございました. 結果は『精神神経学雑誌』に資料として掲載されますので, ご一読いただければ幸いです.

　前回, 協力の意志表示をして下さった皆様に本状をお送りします.

　アンケート結果では, 精神鑑定での診断および責任能力の判定に不一致が多く, 鑑定へ信頼を高めるには何らかの基準づくりが必要ではないか, という指摘が多数ありま

した．そこで今回，基準づくりの基礎資料を得るため，責任能力の判定に的を絞り，再度ご回答をお願いする次第です．

本アンケートはモデル事例を提示してお答えいただくかたちです．鑑定を実地に経験されていない方も是非ご回答ください．

本調査は平成 13 年度厚生科学研究費補助金「精神医学における倫理的・社会的問題に関する研究」（主任研究者：鈴木二郎教授）の分担研究として行います．結果は班報告書および精神医学関連の雑誌・学会で発表する予定です．発表にあたって回答者のお名前，所属機関は記載致しません．

ご多忙中恐れ入りますが，平成 14 年 2 月 20 日までに同封の封筒でご返送下さいますようお願い申し上げます．

敬具

平成 14 年 2 月 1 日
　厚生科学研究「精神医学における倫理的・社会的問題に関する研究」分担研究者
　　筑波大学社会医学系精神衛生学教授　　中谷陽二

刑事責任能力の判定に関するアンケート

◆お答えいただく前に◆

日本の刑法は「心神喪失者の行為は，罰しない．心神耗弱者の行為は，その刑を減軽する」と定めています．また判例では，心神喪失とは"是非善悪を弁別し，その弁別に従って行動する能力"を欠く状態，心神耗弱とはこれらの能力が著しく低下した状態と解釈されています．低下がなければ完全責任能力とみなされます．法律上はこのように定義されていますが，実際の鑑定事例では判定に迷うことが少なくありません．

下記の 6 事例は調査者の自験例を改変して作成したものです．

仮にこれらの事例の鑑定を委託され，裁判官または検察官から「責任能力の有無，程度」の判定を求められたと想定して，別紙の回答用紙にお答えを記入して下さい．情報が限られているため判定に迷われると思いますが，可能な限りどれかの選択肢をお選び下さい．

事例 A

26 歳の男性．会社員の家庭で両親に養育され，発育に異常はなかった．小中学校で

は中の上の成績．おとなしく温厚な性格で，非行はなかった．中学校の終わり頃から，腋臭のため他人が不愉快な態度を取るように感じた．しかし周囲から変化を気づかれることなく，高校を卒業した．両親は地元での進学を望んだが，本人は都内の一流大学を希望し，親元から離れて予備校に通った．浪人中も腋臭が気になり，皮膚科の手術を受けた．2年後に大学法学部に入学したが，友人たちが何か隠しているように感じ，通学が苦痛になり，翌年には両親の反対を押し切って退学した．単身で働いたが，どこでも疎外感を抱き，職を転々とした．家族にも不信感を向け，接触を避けるようになった．本件犯行の半年前，「アパートの隣室から物音でマインドコントロールされる」という体験があり，隣の窓に石を投げるという出来事があった．犯行3ヵ月前には「肉体的にも精神的にも限界」になり，警備会社を辞めた．「車を運転していると前方の車がわざと急ブレーキをかける」などの被害妄想が強まり，護身用ナイフを持ち歩くようになった．精神科治療歴はない．

　本件犯行は電車内で無関係の男性に対し，いきなり無言で喉元をナイフで浅く切り，加療約15日間の切創を負わせたもの．逃げる素振りはなく，駆けつけた駅員に「俺がやった」と冷静に応じた．警察で犯行動機を問われると，「理由は被害者に聞けば分かる」，「殺してしまうと相手がしゃべれなくなり，目的が達せないから，わざと力を抜いて切った」などの奇妙で婉曲な発言に終始した．鑑定では，陰気で寡黙であるが，独語や空笑は見られず，差し障りのない会話には応じた．しかし質問が妄想体験や犯行に触れると，急に硬い表情となって黙り込み，相手を凝視し，警戒心をあらわにした．「音で引っ張られ，催眠状態にさせられる」という体験が認められた．被害関係妄想，幻聴，被影響体験，性格変化を症状とする精神分裂病（妄想型）と診断した．

事例B

　犯行時34歳の男性．農家に生まれた．幼少期に特別な病気はなかったが，おっとりして動作の鈍い子どもであった．中学1年の時に両親が不仲のため別居し，本人は父方の祖母に養育された．中学校と高校では，成績は平均を下回り，素直であるが積極性に欠ける性格で，異性との交際はなかった．怠学や非行はなかった．高卒後，ガソリンスタンドや自動車部品工場などに勤め，黙ってこつこつ働く青年と評された．28歳，職場のトラブルに巻き込まれ，嫌気がさして退職した．その後は就職しても長続きせず，家で独語が気づかれるようになった．31歳，幻聴，被害妄想，自我障害が現れ，精神分裂病の病名で通院するようになった．犯罪の前科として，本件犯行の約2年前，路上で16歳女子の自転車を転倒させて抱きつき，強制わいせつ未遂により逮捕された事件が1件ある．その時は精神鑑定は施行されず，執行猶予付きの懲役刑を言い渡された．

本件犯行の半年前から塗装会社に勤めたが，2,3ヵ月して幻聴，不眠，独語が現れ，退職した．通院により状態は次第に安定し，自分から職探しを始め，就職が決まっていた．

本件犯行は，犬を連れて自宅近くを散歩中，路上で遊んでいた9歳の女児に「犬にさわってみな」と言いながら近づき，背後から抱き上げ，下着の下に手を差し入れて臀部，陰部をさわったもの．女児が泣いて暴れると「ごめんね」と言って下ろした．強制わいせつにより逮捕された．動機については「犬に乗せようとして抱っこしたら手がお尻に行っちゃった」と供述し，犯行時に病的体験は存在しなかった．鑑定時は，感情が平板で，関心が乏しく，精神内界が貧困であった．病的体験は認められず，独語，空笑，興奮も観察されなかった．精神分裂病の欠陥状態と診断した．

事例C

犯行時34歳の女性．母にうつ病，母の姉に精神分裂病による治療歴がある．職人の家庭に生まれ，発育は順調．中学，高校とも怠学や非行はなく，成績は平均をやや下回った．高卒後はデパートに勤めた．23歳の時，会社員と恋愛結婚し，専業主婦となった．24歳で長男，27歳で次男を出産した．気さくで明るく，人を楽しませようとする性格で，夫婦仲も円満であった．本件犯行の1年半前に実父が脳卒中で倒れた．うつ病で治療中の母に代わり，本人が病院で父に付き添った．そのため次男に幼稚園を休ませ，母親同士の付き合いもできなくなり，毎日のストレスが溜まって行った．不眠，食欲不振，いらいらが現れ，犯行の約1年前に精神科通院を始めた．ほどなく父が他界し，看病から解放されたが，うつ状態の母への対応に追われ，「つねにせき立てられる感じ」で，疲労感が募った．犯行の約5ヵ月前，小学校に入学した次男に友だちができないという取り越し苦労，抑うつ気分，体重減少が著しくなった．「周りの人たちが連絡を取り合って悪い噂を流している」と言い始め，パトカーのサイレンや電話の音に怯えるようになった．「悪いことをしたから捕まる」と言って子どもたちに外出を禁じた．通院を続けたが，怠薬がちであった．突然実家を訪ねて「危ないから現金を隠しなさい」と言うなど，妄想が顕著になり，希死念慮も現れた．担当医に入院を勧められたが承諾せず，薬剤の増量で症状は一時的に緩和した．しかし犯行の数日前からは服薬を止め，茫乎として徘徊し，「恐ろしい危害が起きて家族みなが死んでしまう」という胸騒ぎを訴え，強度の不眠となった．

犯行当日，夫の出勤後，テレビニュースで洪水の被害者に身内の名前が出ていると思い，「もう駄目だ．恐ろしい殺され方をするなら，子どもを殺して自分も死のう」と，包丁で2児に切りつけた．死ぬのがこわくなり，おろおろしているうち我に返り，子どもを助けようと救急車を呼んだ．留置後ただちに向精神薬の投与を受け，鑑定開始時

には症状は緩和しつつあり，終了時にはほぼ寛解に達した．犯行時の状態は精神病症状を伴う重症うつ病エピソードと診断した．

事例D

犯行時56歳の男性．僻村の農家に生まれた．5,6歳頃に足を怪我し，医療機関が遠いため十分な治療を受けられず，跛行をきたした．そのため小学校に満足に通えず，さらに10歳頃に肺結核に罹患したため，学業は不振で，友だちも少なかった．中卒後，ボーリング会社に就職したが，人員削減のため1年で解雇された．土木作業やパチンコ店員などで働いた後，27歳から鉄工所に勤め，組立工として働いて本件犯行に至っている．婚姻歴はない．職場では寡黙で，与えられた仕事を黙々とした．家賃の滞納や周囲とのトラブルはなく，犯罪歴はない．ボーリング会社の頃に飲酒を始め，鉄工所では連日のように同僚と飲み歩いた．30歳頃には一晩でウィスキーをボトル1本空けることもあった．50歳を越えてからは酔いやすくなり，外を飲み歩くとバス停で寝込んで警察官に保護されたり，記憶が脱落することがたびたびあった．宴会では同じことをくどくど言い続けるため，同僚から敬遠された．時に「盗聴器を仕掛けられた」，「金を盗まれた」という発言で同僚を不審がらせた．

本件犯行は自宅への放火である．犯行3日前から不眠，幻聴が強まった．当初は夜間だけであったが，前日には通勤中も聞こえ，夜から翌朝にかけて，「こっちから殺しに行く」，「表に出たら殺す」などの幻聴が激化し，包囲されているという恐怖が高まり，ドアのノブをチェーンで縛り，包丁と棒で槍をこしらえた．正午頃，「声の言うとおりに死んでやろう」と，焼け死ぬ目的で布団に火を付けた．隣人が気づいてドアを壊して入ると，本人は槍を手にして便所に立てこもっていた．逮捕後しばらく手指振戦が見られた．鑑定時には意識清明で，幻覚，妄想，意識障害，記憶障害，知能低下，振戦は認められず，脳波検査，頭部CTスキャンでも器質的障害は明かでなかった．犯行時の記憶はほぼ保たれていた．アルコール依存症及びアルコール幻覚症と診断した．

事例E

犯行時37歳の男性．父はテキ屋で酒癖が悪く，母は夫の暴力を恐れてたびたび幼い本人らを連れて家を出た．8歳の時に両親が離婚し，母は再婚，父も別の女性と同棲した．本人は父方祖父母に引き取られた．成績は下位で，盗みや放浪癖があった．10歳から中学卒業まで教護院に入院した．父も祖父母も養育にはまったく関心を示さなかった．中卒後に造船工となったが，飽きやすく，工場，キャバレーなどを数ヵ月で転々とした．常習窃盗により少年院3回，刑務所6回の入所歴をもつ．小学校低学年の

頃から父を真似て酒を隠れ飲みし，15歳頃からシンナー吸引が習慣になり，17歳頃から覚せい剤を始めた．34歳の時，1日3，4本の連用が半年続き，非使用時にも幻聴が持続するようになった．逮捕され，覚せい剤取締法違反で服役した．本件犯行の3ヵ月前に出所し，暴力団事務所に住み込み，覚せい剤，シンナーを続け，幻聴，徘徊が頻繁にあった．精神科治療歴はない．

本件犯行は飲酒して覚せい剤を注射した後，無関係のマンションに侵入した住居侵入である．寝ていた女性2人に目隠しをしたが，強盗や強姦の行為はなく，水風呂に入ろうとする，「自殺」と口走ってネクタイを千切る，自分の指を切断する，急に泣き出す，所持していた覚せい剤を嚥下するなど，まったく一貫性のない行動をとった．「お兄ちゃん，入っておいで」と聞こえて侵入し，「指を詰めろ」という声に命令されて切断したという．逮捕後，大量の発汗，振戦が見られた．鑑定時はすでに平静にもどっていたが，内緒話のような小さな声で「まだ分かんねえのか」などと批評する幻聴が散発し，非常にいらいら，頭痛が続いていた．脳波および頭部CT検査に異常は認めなかった．覚せい剤・有機溶剤・アルコールの依存および急性中毒が反復され，本件犯行時は覚せい剤とアルコールによる急性の幻覚妄想状態にあったと診断した．

事例F

犯行時21歳の男性．会社員の家庭に2人兄弟の長男として生まれた．母は病弱な弟の世話にかかりきりで，本人の養育には手が回らなかった．幼い頃から人見知り，情緒不安定で，友だちに怪我をさせたことが誘因でヒステリー性の失立失歩が一時見られた．父は自分が果たせなかった夢を本人に向け，スパルタ式教育に徹した．中学校と高校では，自分ひとりが浮き上がっているという疎外感とむなしさを感じた．好成績をあげて一目置かれ，人気者になることで，友だちと付き合うことができた．そのため勉強に埋没し，高卒までトップクラスであった．小学校の半ば頃から，年少の女児に身体を密着させ，快感を覚えるようになった．最初の自慰は10歳頃．中学校では女児への接触が習慣になり，触れながら勃起し，射精することもあった．3年生の時に現場をみつかり，警察に突き出された．処分は受けなかったが，これに懲りて行為を中断した．女児へのいたずらを除いて非行はない．精神科受診歴はない．

「恰好良い職業」の一級建築士を志望して大学に入った．ところが高校と違い，勉強で優越感をもつことができず，また運動が苦手で，サークルでもうまく行かなかった．同年輩の女子と性交渉をもったが，インポテンスに陥り，自信を失った．空虚感が募るうち，再び女児への性行為を始めた．路上で11歳～13歳の女児に言葉巧みに声をかけ，警戒心を解いて空き地に連れ込み，性行為を強制した．暴力的手段は用いないが，男性

的，支配的に振る舞い，怯えた被害者が服従するのを見て，「女の子が好意をもって積極的に応じてきた」と，歪んだ認知をした．7件の強姦・強制わいせつにより逮捕された．鑑定では，精神病の徴候，性機能異常の原因となる脳器質障害，内分泌異常などは認められない．犯行については，「なぜ恨まれるのか分からない」と，罪責感が希薄である．知能検査では優秀段階の知能である．ロールシャッハ等の投影法検査では，自己イメージの分裂，思考の歪み，対人認知の歪み，不安耐性の低さ，衝動統制力の弱さ，同一性拡散などが特徴的であった．境界型人格障害および小児性愛と診断した．

回答用紙（本紙のみご返送下さい）

各事例について適当な選択肢に○をお付け下さい．コメントは自由意見欄にお書き下さい．

事例A

質問A-1　責任能力をどう判定されますか．
1. 心神喪失
2. 心神喪失，心神耗弱のいずれか
3. 心神耗弱
4. 心神耗弱，完全責任能力のいずれか
5. 完全責任能力

自由意見：

質問A-2　この事例では，どのような形態の治療が適するとお考えですか．

	適さない	少し適する	かなり適する	非常に適する
1. 措置入院	1	2	3	4
2. 措置入院以外の入院	1	2	3	4
3. 通院	1	2	3	4
4. 刑務所・医療刑務所での治療	1	2	3	4
5. 治療は不要	1	2	3	4
6. その他（　　　　　　　　　　　　　　）				

自由意見：

事例B

質問B-1　責任能力をどう判定されますか.
　　1．心神喪失
　　2．心神喪失，心神耗弱のいずれか
　　3．心神耗弱
　　4．心神耗弱，完全責任能力のいずれか
　　5．完全責任能力
　自由意見：

質問B-2　この事例では，どのような形態の治療が適するとお考えですか.

	適さない	少し適する	かなり適する	非常に適する
1．措置入院	1	2	3	4
2．措置入院以外の入院	1	2	3	4
3．通院	1	2	3	4
4．刑務所・医療刑務所での治療	1	2	3	4
5．治療は不要	1	2	3	4
6．その他（　　　　　　　　　　）				

　自由意見：

事例C

質問C-1　責任能力をどう判定されますか.
　　1．心神喪失
　　2．心神喪失，心神耗弱のいずれか
　　3．心神耗弱
　　4．心神耗弱，完全責任能力のいずれか
　　5．完全責任能力
　自由意見：

質問C-2　この事例では，どのような形態の治療が適するとお考えですか．

	適さない	少し適する	かなり適する	非常に適する
1. 措置入院	1	2	3	4
2. 措置入院以外の入院	1	2	3	4
3. 通院	1	2	3	4
4. 刑務所・医療刑務所での治療	1	2	3	4
5. 治療は不要	1	2	3	4
6. その他（　　　　　　　　　　　　　　　　　　　　）				

自由意見：

事例D

質問D-1　責任能力をどう判定されますか．
1. 心神喪失
2. 心神喪失，心神耗弱のいずれか
3. 心神耗弱
4. 心神耗弱，完全責任能力のいずれか
5. 完全責任能力

自由意見：

質問D-2　この事例では，どのような形態の治療が適するとお考えですか．

	適さない	少し適する	かなり適する	非常に適する
1. 措置入院	1	2	3	4
2. 措置入院以外の入院	1	2	3	4
3. 通院	1	2	3	4
4. 刑務所・医療刑務所での治療	1	2	3	4
5. 治療は不要	1	2	3	4
6. その他（　　　　　　　　　　　　　　　　　　　　）				

自由意見：

事例E

質問E-1　責任能力をどう判定されますか.
    1. 心神喪失
    2. 心神喪失,　心神耗弱のいずれか
    3. 心神耗弱
    4. 心神耗弱,　完全責任能力のいずれか
    5. 完全責任能力
 自由意見：

質問E-2　この事例では，どのような形態の治療が適するとお考えですか.

	適さない	少し適する	かなり適する	非常に適する
1. 措置入院	1	2	3	4
2. 措置入院以外の入院	1	2	3	4
3. 通院	1	2	3	4
4. 刑務所・医療刑務所での治療	1	2	3	4
5. 治療は不要	1	2	3	4
6. その他（　　　　　　　　）				

 自由意見：

事例F

質問F-1　責任能力をどう判定されますか.
    1. 心神喪失
    2. 心神喪失,　心神耗弱のいずれか
    3. 心神耗弱
    4. 心神耗弱,　完全責任能力のいずれか
    5. 完全責任能力
 自由意見：

質問F-2　この事例では，どのような形態の治療が適するとお考えですか．

	適さない	少し適する	かなり適する	非常に適する
1. 措置入院	1	2	3	4
2. 措置入院以外の入院	1	2	3	4
3. 通院	1	2	3	4
4. 刑務所・医療刑務所での治療	1	2	3	4
5. 治療は不要	1	2	3	4
6. その他（　　　　　　　　　　　　　　　　　）				

自由意見：

質問G-1，G-2に関する自由意見：
一般論としてうかがいます。

質問G-1　責任能力が<u>ない</u>と判定する場合，どの項目が重要とお考えですか。

	重要でない	少し重要	かなり重要	非常に重要
1. 犯行時に幻覚妄想状態であった	1	2	3	4
2. 犯行時に意識障害があった	1	2	3	4
3. 犯行動機が了解不能	1	2	3	4
4. 犯行に計画性・合目的性がない	1	2	3	4
5. 病的体験と犯行に直接の関連がある	1	2	3	4
6. 犯行はアルコール・薬物摂取と無関係	1	2	3	4
7. 鑑定時に治療を要する状態である	1	2	3	4
8. 内因性の疾患である	1	2	3	4
9. 器質性障害である	1	2	3	4
10. 人格障害ではない	1	2	3	4
11. 反社会的経歴がない	1	2	3	4
12. 治療は再犯防止に有効	1	2	3	4
13. 刑罰は適さない	1	2	3	4
14. 犯行が凶悪・重大ではない	1	2	3	4
15. 被害者側にも過失がある	1	2	3	4

質問G-2　責任能力が<u>ある</u>と判定する場合，どの項目が重要とお考えですか．

	重要でない	少し重要	かなり重要	非常に重要
1．犯行時に幻覚妄想状態ではなかった	1	2	3	4
2．犯行時に意識障害はなかった	1	2	3	4
3．犯行動機が了解可能	1	2	3	4
4．犯行に計画性・合目的性がある	1	2	3	4
5．病的体験と犯行に直接の関係がない	1	2	3	4
6．犯行はアルコール・薬物摂取と関係がある	1	2	3	4
7．鑑定時に治療を要する状態ではない	1	2	3	4
8．内因性の疾患ではない	1	2	3	4
9．器質性障害ではない	1	2	3	4
10．人格障害である	1	2	3	4
11．反社会的経歴がある	1	2	3	4
12．治療は再犯防止に無効	1	2	3	4
13．刑罰が適する	1	2	3	4
14．犯行が凶悪・重大である	1	2	3	4
15．被害者側に過失がない	1	2	3	4

回答者ご自身についてうかがいます．

質問H-1　現在の主なお勤め先は：
　　(1) 国立病院　(2) 都道府県立病院　(3) 市町村立・その他の公的病院　(4) 医療法人・個人病院　(5) 診療所　(6) 精神保健福祉センター・保健所　(7) 大学（医学部）　(8) 大学（医学部以外）　(9) その他（　　　　　　　　　　）

質問H-2　精神科の臨床経験は：　　　　　　　　　　　　　　約　　　　　年

質問H-3　刑事精神鑑定（簡易鑑定および助手を除く）の経験数は：　約　　　　　例

質問H-4　簡易鑑定の経験数は：　　　　　　　　　　　　　　約　　　　　例

質問H-5　鑑定助手の経験数は：　　　　　　　　　　　　　　約　　　　　例

質問H-6　精神保健指定医の資格は：　　　　(1) ある　(2) ない

質問H-7　日本精神神経学会の所属地区は：
　　(1) 北海道・東北　(2) 関東　(3) 中部　(4) 近畿　(5) 中国・四国　(6) 九州

質問H-8　年齢についてうかがいます．　　　　　　　　　　　　　　　歳

ご協力を有り難うございました.

報告書のコピーをご希望の方はご記入下さい.
　お名前：
　送付先：

ご意見等がございましたらお書き下さい.

注：本アンケート用紙の文中に「精神分裂病」という旧来の表現が用いられているが，これは，本アンケート調査が平成14年2月に行われたものであることによる.

2. 「いん唖のため精神の発育が著しく遅れている者」の責任能力と訴訟能力

はじめに

　刑法第40条は「いん唖者の行為は之を罰せず又は其刑を減軽す」と定め聾唖者の責任能力を減免していた。これは，刑法が制定された明治40年当時は，聾唖教育の環境に著しく不備があり，聾唖者の多くは教育不足から充分な精神発達が得られなかったことに基づくが，この条項は，聾唖教育の発達した現代においては聾唖者の権利を制限し無用の差別を助長している[3]として，平成7年に削除された。法改正後は，司法上，聾唖者も健常者と同様の扱いを受けるようになり，そのうち聾唖のため精神の発育が著しく遅れている者については，責任能力に関する一般的な規定に従ってその責任能力を問うべきであるとされている。つまり，司法精神医学者が，従来であれば刑法第40条が適用されて起訴されなかったような聾唖の犯罪者の精神鑑定を行う機会も生じうるのである。しかし，現在のところ，その責任能力を論じた事例報告はわずかであり[13,16]，また訴訟能力についても見解は分かれている[10,11]。本論では，聾唖者の精神鑑定の一例を報告し，過去の報告例や判例と比較しながら問題点を指摘していきたい。

　なお，「いん唖」の定義については，さまざまな議論があるが，とりあえず本論では通説通りに「聴覚機能および言語機能をともに先天的もしくはごく幼少時に喪失した者」[9]を指すと理解しておく。以下，本文中，法律の条文に沿う箇所では「いん唖」を用い，そうでない箇所では「聾唖」を用いるが，筆者はこの2つの語の意味をそれほど区別して使ってはいない。

1 事　例

66歳，男性，元石工

家族歴：実妹が聾唖者である。精神科的遺伝負因はない。

生活歴：被疑者の長男と長女から聴取したところでは，被疑者の生活歴はおよそ以下の通りである。第2子次男として出生。聾唖が気づかれた時期は定かではないが，生来のものであると思われる。被疑者の幼少時に実母が病死した。その後，父親の再婚に伴い被疑者は継母，継母の子どもらと同居するようになったが，折り合いが悪くしばしば問題を起こしていたらしい。

実家が貧しかったため，被疑者は学校に通ったことはなく，父の仕事（石材業）の手伝いをして石工の技術を身につけた。職場では，同僚とすぐに諍いを起こし1ヵ所で長く働くことができず，いくつかの石材店を転々としたのち，実兄が経営する石材店で働いた。石工としての技能は平均程度であったが，欠勤が多かったようである。26歳時に見合い結婚をし，翌年に長女を，29歳時に長男をもうけた。54歳で退職した後は，長男夫婦と同居し，障害者年金で生活している。家族によれば，日常生活では自己管理能力を欠き，自分では衣類の交換や身辺の整理ができないという。また，短気で自分勝手な性格であり，小遣い銭がないときは苛立って家族に当たり散らし乱暴するという。家族との日常会話は身振り手振りで6割くらい通じる。また，被疑者は地域でも喧嘩，万引きなどの問題行動を頻発するため，近隣からも避けられているようである。

犯罪歴：17歳時に窃盗罪，26歳時に窃盗罪，暴行罪，住居侵入罪，27歳時に傷害罪，45歳時に窃盗罪と，4回の検挙歴がある。いずれも起訴猶予処分となっている。

犯行状況：犯行の約1ヵ月前，被疑者は，隣家の女性Cに「何者かが夜間に敷地に侵入し飼い犬を虐待するので警察にパトロールの強化を依頼した」旨を伝えられたことから，Cが自分のことを非難していると思い（実際にCは，夜間に侵入・徘徊したのは被疑者だと考えており，牽制の意図

でその話題を出した），以後，Cに対して反感を抱くようになっていたようである。ただし，Cに対する殺意や傷害の意図は明らかではない。

　犯行当日，午後7時30分頃，被疑者は自宅から約7km離れた本件の被害者であるBの自宅を訪れた。被害者Bは，Cの娘の夫であり，被疑者とは顔を見知っている程度で直接的な対立関係はなかった。被疑者はストッキングを被っていたが，透けていたため被害者にはそれが誰であるか一目でわかったという。被疑者の手招きに応じてBが屋外に出てきたところを，被疑者は所携の文化包丁でBの脇腹や左腕を刺し，さらに倒れたBの首を絞めたが，被害者の悲鳴を聞いて現場に駆けつけたBの次男に突き飛ばされ，逃走した。同日，被疑者は自宅に戻ったところを傷害罪で逮捕された。

　精神鑑定：犯行動機が不明であったため，検察から，犯行当時の被疑者の精神状態ならびに責任能力の有無について鑑定が依頼された。鑑定の問診には，1回につき3人の手話通訳を必要とし，供述の内容を理解するためには鑑定人が被疑者の身振り手振りの意図を推測して補わなければならなかった。

　自覚的純音聴力検査では，気導・骨導ともに聴力は測定されず，全聾と判断された。脳波，頭部MRIは，ともに正常所見であった。

　心理検査では，非言語性の知能検査（コース立方体組み合わせテスト）から，精神年齢9歳4ヵ月，知能指数（I. Q.）58と算出された。ベンダー・ゲシュタルト・テストからは脳器質性障害は否定的であった。

　鑑定時，被疑者の供述には，2つの特徴が認められた。1つには，浅薄な嘘が多いことである。例えば，8歳のときに空襲で家族を失い，それからは1人で各地を転々としながら生きてきた，などと同情をひくような偽の生活史を述べたが，鑑定人が家族に会って情報を確認する旨を被疑者に告げたところ，その供述を翻した。これより，家族に関する情報の誤りは被疑者の記憶の錯誤によるものではなく，意図的な虚言であったことがうかがわれる。鑑定人が被疑者の供述の反証を示すと，話を理解できない素振りをして返答しなかったり，話題を逸らしたりすることもあった。もう1点は，「もし〜ならば」という仮定的話法や「なぜ〜？」という因果的話法

が通じないことである。仮定的話法ができないために「もし話したくなければ話さなくてもよい」という黙秘権の行使についての説明が通じなかった。また，「なぜ〜？」という質問が通じなかったため，具体的な個々の行為に関する直接的な動機や意図を被疑者から聞き出すことはできなかった。仮定的話法や因果的話法を理解できないということは，被疑者の抽象思考能力の乏しさを示していると考えられた。

精神医学的にみて，被疑者には，反社会性の性格と知的発達の遅延が指摘される。I.Q. が 58 であり，かつ社会的／対人的技能，自己管理能力が乏しいことから，DSM-IV[1] を用いれば，軽度精神遅滞と診断される。この知能指数は非言語性の知能検査での結果であるから，被疑者には元来の素質としても知的障害が存在するのかもしれない。しかし，職業技能を獲得することができたにもかかわらず，測定された知能指数に比して社会性の発達が著しく遅れていることを考慮すると，小児〜青年期に学校教育を受ける機会がなく社会経験も乏しかったことが知的発育を阻害していたと考えられる。その他，明白な精神病性の障害は認められなかった。聾であり近隣とも疎遠であるという状況は妄想発展の素地になりうるが，被疑者は明らかな妄想は有していなかったようである。ただし，被疑者は言語的疎通が著しく制限されているので，妄想の存在を完全に否定することは難しい。

本件犯行は，隣家の女性に対する反感からその親戚を傷害した事件であったが，犯行の対象の選択には被疑者の精神発達の遅れ，とくに社会性の低さが影響していたことを考慮して，限定責任能力と判断した。

2 考　　察

1　責任能力について

冒頭に述べたように，いん唖者の責任能力を無条件に減免する刑法第 40 条の規定は，平成 7 年に削除された。この法改正の理念を簡単にまとめれば，「いん唖者がその行為の可罰性を認識するに必要な知力を持たないときは責任なしとされるべきであるが，可罰性の認識に必要な知力を欠くと

いうことは心神耗弱ないし心神喪失の状態にあることを意味するのであるから，いん唖者に対する特別な規定を設けなくても，責任能力に関する一般的な条項（刑法第39条）だけで充分に対応できる」ということである[12]。この考えのもとでは，聾唖と教育不足に基づく精神発達の遅れは，二次的精神遅滞として扱われることになる。

さて，精神遅滞者の責任能力は，原則的には I.Q. に依りながら，その生活能力，性格，犯行様態などさまざまな要因をも考慮して総合的に判断するべきであるとされる[2]。

本件被疑者の I.Q. は 58 であったが，これは一般的な見解に照らせば，限定責任能力を認めるべき数字である。

一方，長年，石工として働き一定の収入を得て家族を養っていたという点からは，被疑者は健常人に準ずる程度の生活能力を有していたと言える。

また，被疑者がその怠惰で粗暴な性格のため平素から問題行動を頻発し，本件以前に4回検挙されていることを考えると，本件犯行にも被疑者の反社会的な性格が大きな役割を果たしている可能性は高い。性格に基づく犯行であるならば，より厳しく責任能力を認めるべきであるという考え方も成り立つ。

犯行の内容や状況はどうであったか。犯行時，被疑者はストッキングで覆面をしていた。つまり，被疑者は顔を隠す必要を感じていたのであり，ここから被疑者は自分の行為が「悪いこと」であると認識していたことが推測される。それは，犯行後，凶器の包丁を投棄して証拠の隠滅を図ったことや，問診時，被疑者が鑑定人に対して謝るような仕草を示したことからもうかがわれる。これらも被疑者の責任能力をより積極的に認める根拠となるであろう。

しかし，隣人Cに対する憤懣と敵意を事件の動機としながら，被疑者が，Cではなく感情的対立のないBを傷害したことは理解しがたい。鑑定の際，この点について質問したところ，「女性は刺してはいけないが，男性なら刺してもよい」という被疑者独自の奇妙な論理に基づいていたことが明らかになった。

また，この犯行には，被疑者が「CとBは親戚である＝同じである」という原始的な同一視をしていたことも関係していたようであった。これらの被疑者独特の観念は，被疑者の知的水準の低さと社会性・社会的経験の乏しさから形成されたものと考えられる。つまり，被疑者はその知的障害のために自らの行為の性質を正しく理解できなかったということになり，このことは限定責任能力を示唆する。

　結局，鑑定人はこれらの諸点を総合して限定責任能力と判断した。

　聾唖の精神遅滞者については，聴覚障害のゆえに言語の獲得に困難がありそのため知能が低く見積もられるのか，聾唖と精神遅滞をたまたま併せ持っているのか，その判断は難しいとされる[14]が，いずれにせよその際の知能指数は慎重に受け取る必要があるだろう。測定される知能は必ずしも知的素質を直接示してはおらず，とくに聾唖者では経験の乏しさが知能検査に影響するとされている[15]。また，聴力障害に伴う精神遅滞は，恒常的とみるよりも状態像とみる方がよいものが大部分であるという[14]。本件被疑者も，測定された I.Q. 58 に比して高い職業技能を獲得していた一方，社会常識はきわめて乏しかった。ある年代以上の聾唖者には，その幼少児期に聾唖教育環境が不備であったために教育を受けていない者もいる。この場合，教育欠如のゆえに検査上は知能が低く測定されても，決して教育受容能力そのものを欠くわけではないので，経験と環境によっては特定の方面に能力の発達をみることもあり，知能指数と精神的諸機能の間に著しい乖離が生じうる。このような能力のばらつきが，責任能力の判断を複雑で困難なものにすることが考えられる。

　なお，本邦では，聾唖者の責任能力をめぐる精神鑑定例は，筆者が調べた限り，これまでに2例の報告がある（表1）。

　内村ら[13]は，9名を刺殺し6名に重軽傷を負わせた21歳の聾唖の大量殺人犯を鑑定し，その犯行には，充分な教育を受け得なかったことによる思考力の著しい欠陥と被疑者元来の情性欠如性の異常性格が関与していたとして，心神耗弱と判断した。しかし，鑑定人の判断は容れられず，死刑が執行されたという。

表1 本邦における聾唖者の精神鑑定（責任能力の鑑定）

	内村・吉益 (1942)	吉田 (1966)	本例
年齢・性別	21歳男性	23歳男性	66歳男性
罪名	大量殺人	殺人	傷害
性格	冷情性	素直な反面爆発性あり	反社会的
教育	聾学校	聾学校	無
知能	知的素質は優秀	I.Q.60～70	I.Q. 58
手話	可能	可能	不可能
筆談	可能	可能	不可能
責任能力	限定	限定	限定

吉田[16]は，23歳の聾学校の男子学生が悪口を言われた憤懣から同じ学校の女子学生を絞殺した事例を報告している。この犯行は，爆発性の性格に基づく一種の短絡反応とみられたが，基盤には聾唖教育が不充分であったことによる精神発達の遅れが大きく影響していたことから，心神耗弱と判断された。

このように，これら2つの先例ではともに，教育不足による精神発達の遅滞と元来の性格要因が犯行に関与していた点が特筆される。このうち，とくに精神発達の遅滞に関しては，具体的事柄を理解することはできるが一般的・抽象的な思考ができないという特徴が顕著であり，このことが責任能力の減免に根拠を与えていたようである。本事例でもこれらの諸特徴が同様に認められており，先例をもとに判断してもやはり限定責任能力という結論に導かれるであろう。

2 訴訟能力について

この精神鑑定にあたって筆者が依頼された鑑定事項は，犯行当時の被疑者の精神状態と責任能力の有無であった。これについての筆者の見解は前項で論じた通りである。しかし，筆者は，本事例に対しては，適切に裁判を受ける能力，つまり訴訟能力の有無についても検討するべきであると考

え，その考察を鑑定書中に参考意見として附記した。

わが国の刑事訴訟法は，その第314条に「被告人が心神喪失の状態にあるときは，検察官及び弁護人の意見を聴き，決定で，その状態の続いている間公判手続を停止しなければならない」と定めている。その法哲学的背景は西山の論考[7),8)]に詳しいが，簡単に言えば，当事者主義の訴訟構造をとるわが国では，一方の当事者である被告人が自分に対する訴訟の意義を理解し，その利害の判断に基づいて相当の防御をすることができなければ裁判を行ってはいけないということである。つまり，精神医学的障害のために自分の意思を形成する能力が損なわれていたり聾唖のために理解・伝達が困難であったりする者は，適切に裁判を受ける能力（訴訟能力）を欠くとされるのである。

以上のことを踏まえると，本件被疑者について訴訟能力が問題になるのは次の2つの理由による。
① 被疑者は聾唖であることに加え，手話，筆談によっても意思疎通が困難であること。
② 被疑者は精神発達とくに社会的知識の面に著しい遅れがあるため，自らが置かれている立場・状況についての理解が不充分であると思われること。

それぞれについて検討してみたい。

まず，コミュニケーション能力に関して言えば，被疑者の家族は日常的な事柄については身振り手振りで6割くらい意思疎通できるという。鑑定人は，手話通訳を介して，単純で具体的な事柄に関してできるだけ簡単な質問をしたが，被疑者はその質問の意図を完全に理解していたとは言い難く，また被疑者の答える身振り手振りも，鑑定人と通訳が推測して補ってやっとおおよその意味を窺い知ることができた程度であった。しかも，抽象思考能力を欠くため，犯行に至る心理などの複雑な事項について知ることは不可能であった。だが，裁判を円滑かつ適正に進めるためには抽象的・概念的な内容まで含む情報の正確な伝達が不可欠であることは言うまでもない。

また，被疑者は，自分の置かれた状況を正確に理解していたとは言い難い。鑑定人は初回面接の際，自分が医師であること，被疑者の精神状態を調べに来ていることを告げたが，被疑者は鑑定人がなぜ自分に質問をするのかわからないようであり，2週間後の第2回面接の際には鑑定人を指さして「警察の人か？」と通訳に尋ねることもあった。これは，被疑者が自分に対して行われている精神鑑定の性質と意義を理解できなかったことを示している。被疑者には仮定的話法が通じなかったため黙秘権について理解させることもできなかった。このことは警察員の取り調べでも同様であったようである。さらに被疑者は，拘置所に留置されていることについて，他人を刺して怪我をさせたためであるとは理解しているようであったが，Bの傷はもう治っているのにいつまで拘置所に居なければいけないのか，と不満を述べたりもした。つまり，自分の行為を「傷害」という法的な概念で捉えることができず，「相手が傷を負った／治った」という具体的事実と「自分が捕まっている／解放される」という具体的事実を単純に結びつける程度の理解にとどまっていたのである。そして，最も重要な点は，被疑者は裁判という自分の処置・処遇を決定しうる手続きの存在を知らなかったことである。訴訟能力が裁判の場における被告人の防御能力であるならば，裁判という事柄自体を理解しない者にどのようにその訴訟能力を問うことができるであろうか。

　上記の理由から，鑑定人は本件被疑者を訴訟無能力と判断した。

　ところで，聾唖者の訴訟能力に関して，最高裁判所はこれまで2例の判決を下している。平成7年2月28日第三小法廷の判決（以下，平成7年2月決定という）と平成10年3月12日第一小法廷の判決（以下，平成10年3月決定という）である（**表2**）。以下，判例[10],[11]に沿って紹介したい。

　平成7年2月決定に至るまでの経緯はおよそ次の通りである。筆談・手話のできない聾唖者が犯した窃盗事件に対して，昭和62年，岡山地方裁判所は，身振り手振りの通訳はその正確性の保障が確保され得ないこと，被告人には法廷で置かれている自らの立場の理解に疑問があることを指摘し，公訴棄却の判決を下した。検察官の控訴により，事件は高等裁判所で審理

表2　本邦における聾唖者の訴訟能力の判定

	最高裁三小 H7.2.28 判決	最高裁一小 H10.3.12 判決	本　　例
年齢・性別	59 歳男性	61 歳男性	66 歳男性
罪名	窃盗	窃盗	傷害
知能	不明	P.I.Q. 57 V.I.Q. 測定不能	P.I.Q. 58 V.I.Q. 測定不能
手話・筆談	不可能	不可能	不可能
犯罪歴	4 回検挙 2 回起訴	多数の前科 数回の裁判歴	4 回検挙 （起訴猶予）
意思疎通能力	直接的具体的事柄は理解可能 一般的，抽象的概念の話題は理解不可能		
訴訟能力	（無）	有	

　され，平成3年，広島高裁岡山支部は，公訴提起そのものに違法性はみられないとして第一審判決を破棄し，地方裁判所に差し戻した。この際，高等裁判所は被告人を「訴訟能力があると認めるには，極めて疑問が大きい」としたが，弁護人はこれを訴訟無能力の判断と捉え，公判手続の停止は被告人を生涯にわたり「被告人」の地位におくものであり被告人に社会的不利益をもたらすとして，上告したのである。これに対して，最高裁は，原判決の判示は必ずしも訴訟無能力を断定するものではないことを指摘して上告を棄却したが，同時に，被告人に訴訟能力があるとするには疑いがあるとコメントした。これが平成7年2月決定である。これは，訴訟無能力を積極的に認めたものではないが，訴訟能力があるとする上告の内容に否定的な見解をとることで間接的に訴訟無能力を示唆したものと理解できるであろう。

　次に，平成10年3月決定までの経緯を概観したい。やはり筆談・手話のできない聾唖者が窃盗を犯した事件について，平成3年，京都地方裁判所は「提出された証拠の中に被告人に実質上の不利益が生じた形跡が認められない」ことをもって被告人の訴訟能力に欠けるところはないとし，そのうえで，「二次的障害としての精神薄弱」から限定責任能力を認め，懲役2

年の判決を下した。弁護人はこれを不服として控訴した。平成7年，大阪高等裁判所は，訴訟無能力と判断し，第一審判決を破棄した。検察官の上告により，事件は最高裁に移ったが，結局，最高裁は，被告人が刑訴法第314条1項の「心神喪失の状態」にはなかったと判断した。これが平成10年3月決定である。

両事件の被告人は，ともに教育を受けておらず，手話・筆談による意思疎通も不可能であること，直接的・具体的事柄は理解できるが抽象的概念の話題は理解不可能であること，それ以前に複数回の逮捕歴があり，裁判で有罪判決を受けて服役したことがあること，など重要な共通点を持つが，訴訟能力の有無については対照的ともいえる判決が下された。この結論の違いは，それぞれの訴訟能力の判断が異なる基準で行われたことによると思われる。

両判決で問題にされたのは，やはり被告人の意思疎通能力と自己の置かれている立場の理解という2点であった。

まず，意思疎通能力に関しては，平成7年2月決定は，黙秘権を告知することが不可能であり，各訴訟行為の内容を正確に伝達することも困難であることを理由に訴訟能力に疑いをはさんでいる。これに対して平成10年3月決定は，具体的事柄や動作的，実用的概念に関して意思疎通に大きな支障はなく，被告人の理解の程度を推し量ることが可能であれば訴訟能力があるとする見方をとっている。この混乱は，訴訟能力の内容としてどの程度の意思疎通能力が必要とされるかという基準が定められていないことに由来しているのであり，今後，明確な基準が設定されることが望まれる。

自己の置かれている立場の理解の点に関しては，平成7年2月決定は具体的な判断基準を示していないが，平成10年3月決定の見解は重要な問題を孕むものである。同決定は，被告人が「多数の同種前科を有し，自ら何回にもわたって刑事訴訟手続を体験してきたことに伴い，刑事訴訟手続の流れについて相応の理解を有している」「（被告人は実刑に処せられ，服役したことがあるから）これら裁判手続の体験を基に，実際の捜査手続，裁

判手続についての知識を蓄積発展させており，裁判手続の実際をかなり理解していることが推認される」としている。しかし，被告人の裁判に関する理解が，自身が裁判を受けた経験の中で形成されたのであれば，それ以前に受けた裁判の有効性は疑わしいものと言わざるをえない。これは，訴訟能力の有無が検討されるべきところが，然るべき手続を踏まずに済まされてきたことを示すものである。わが国では訴訟能力への関心が乏しく，訴訟能力の鑑定が稀にしか実施されていないことは繰り返し指摘されているが[4),5),8)]，ここにその現実が顕れていると思われる。これを，本稿で提示した事例と比べると，問題はいっそう明らかになる。本事例は，4回の逮捕歴がありながら一度も起訴されなかったために「逮捕された人が裁判を受ける」ことの理解を欠き，それゆえに訴訟能力を欠くと判断された。同程度の知的能力を有しながら，一方は裁判を受けたために，その経験をもって刑事手続を理解しているとみなされ訴訟能力を認められ，一方は逮捕されても起訴されなかったために刑事手続の流れを知ることもなく，それにより訴訟能力がないと判定されうるという著しく公平を欠く事態が生じているのである。

3　処遇の問題

　本事件に対して，検察は鑑定書の意見を受け容れて起訴猶予の判断を下したが，その後の被疑者の処遇の点で大きな問題が残されていた。検察官は精神保健福祉法第25条に基づく通報を行ったが，指定医は，被疑者は精神病状態にないため措置入院の要件には該当しないと判断した。また知的障害者福祉施設も粗暴な性格を有し直近に傷害事件を起こした被疑者の入所を拒んだ。結局，被疑者は自宅に戻されることになったが，道徳的観念を持たず自分の犯罪行為の社会的意味を理解できない以上，彼が今後同様の事件を起こさないという保証はない。
　精神病院や施設に入っても聾唖の回復や社会性の獲得を期待することはできないと思われ，病院・施設内処遇の適否にはさまざまな意見があるだろうが，それ以前に訴訟無能力者の処遇に関する議論がほとんどないこと

が問題である。中谷[5),6)]は，わが国では訴訟無能力と認定された人に対する訴訟能力回復のための治療的方策が制度化されていないことを指摘しているが，とくに本件被疑者のような回復不能な障害を負った者の処遇については，事情はいっそう複雑である。

　訴訟能力の鑑定が普及することは望ましいが，それとともに，公正な法手続きを行うことが一方で社会に負担を強いることにならないような合理的な方策も求められる。

おわりに

　聾唖教育が進歩・普及して，多くの聾唖者が健常者と同様の社会生活を送っている現状をみれば，聾唖者の責任能力を無条件に減免する規定が削除されたことは当然の動きであったと言える。本件被疑者のように教育を受けなかったために手話能力も書字・読解能力も欠く聾唖者は，現在では例外的な存在であるが，精神鑑定の対象となるのはむしろそういう人たちである。その精神鑑定にあたっては，測定された知能と精神的諸機能の間のばらつきが大きく，全体的な能力の把握が難しい場合があることに注意するべきである。また，訴訟能力の有無を検討する必要性も念頭に置くべきである。

附　記

　本稿執筆時には気がつかなかったが，聾唖者の精神鑑定例としては西丸四方先生の報告があることをのちに知った（西丸四方著作集Ⅲ　精神鑑定例集．丸の内ハイデ出版社，1992. pp.293-301）。昭和26年の，殺人未遂，銃砲刀剣類所持取締違反の女性の事例（年齢は不明）であり，西丸先生は「聾唖の原因である脳の毀損が精神発育や性格に障害を及ぼすことがあること，言語による疎通性のないため適当な教育によって正しい観念を与えることができないため正常の知能および性格の発達が行われないことが多い」として心神耗弱相当と判断されている。貴重な報告例として記しておきたい。

文　献

1) American Psychiatric Association: Diagnostic and Statistical Manual of Mental Disorders, 4th ed. American Psychiatric Press, Washington, D.C. 1994. (髙橋三郎，大野　裕，染矢俊幸訳：DSM-IV 精神疾患の分類と診断の手引．医学書院，東京，1995)
2) 福島　章：精神鑑定．有斐閣，東京，1985．
3) 前田雅英：刑法総論講義第3版．東京大学出版会，東京，1998．
4) 中田　修：訴訟能力に関する精神医学的見解．精神医学 8: 625-633, 1966.
5) 中谷陽二：訴訟能力をめぐる諸問題．法と精神科臨床 2: 88-105, 1998.
6) 中谷陽二：訴訟能力の鑑定について．犯罪誌 65: 135, 1999.
7) 西山　詮：日本の刑事訴訟における当事者主義と訴訟能力．精神経誌，94: 268-278, 1992.
8) 西山　詮：精神障害者の訴訟をする権利と能力．精神医学 35；875-882, 1993.
9) 大塚　仁，河上和雄，佐藤文哉編：大コンメンタール 刑法第2巻．青林書院，東京，1989．
10) 最高裁判所第一小法廷（平成10年3月12日）：［判示事項］重度の聴覚障害及び言語を習得しなかったことによる二次的精神遅滞により精神的能力及び意思疎通能力に重い障害を負っている被告人が刑訴法314条1項にいう「心神喪失の状態」にはなかったと認められた事例．最高裁判所刑事判例集 52: 359-491, 1998.
11) 最高裁判所第三小法廷（平成7年2月28日）：［判示事項］1. 刑訴法314条1項にいう「心神喪失の状態の意義」，2. 耳が聞こえず言葉も話せないことなどから被告人の訴訟能力に疑いがある場合と刑訴法314条1項本文による公判手続の停止．最高裁判所刑事判例集 49: 937-980, 1995.
12) 植松　正：刑事法学研究第一巻．有斐閣，東京，1949．
13) 内村祐之，吉益脩夫：聾唖者の大量殺人事件．内村祐之，吉益脩夫監修：日本の精神鑑定．みすず書房，東京，1973．
14) 内山喜久雄監修：知能障害事典．岩崎学術出版社，東京，1978．
15) 内山喜久雄監修：視覚聴覚障害事典．岩崎学術出版社，東京，1978．
16) 吉田偕迪：聾唖者の一精神鑑定例．精神医学 8: 851-853, 1966.

3. 司法精神鑑定例における宗教精神病理学的側面

はじめに

　宗教は，通常，犯罪を抑制する方向にはたらくと言われる[4),6)]が，しばしば宗教が暴力犯罪に結びつくこともある。このような宗教関連犯罪は古くから知られているが，近年ではカルト宗教の増加にともない，きわめて多様なものになっている。宗教関連犯罪のための適切な予防方策を打ち立てることは，犯罪学的にも精神保健学的にも急務であると言える。

　宗教と犯罪の関係について，数量的なデータに基づく実証的な研究はほとんど行われていない。これまで行われてきた研究は，個々の事例報告か，宗教と攻撃性・反社会性との関連に関する社会心理学的調査に限られていた[4),6),11),12)]。宗教という言葉のもつ曖昧さと多様性のため，従来の犯罪学的研究は，宗教関連犯罪の分類のための適切な方法論を示すことができなかった。

　本論の目的は，1) 筆者が所属する筑波大学大学院精神保健グループが過去20年にわたり行ってきた司法精神鑑定例におけるすべての宗教関連犯罪を概観し，その犯罪学的および精神医学的側面を分析すること，2) 宗教関連犯罪をその動機の面から分類し，数量統計的に検証すること，である。この研究は，宗教関連犯罪の予防方策を講ずるための基礎的な資料を提供するものであり，精神保健学的に重要な意義をもつと思われる。

1 対　　象

　Hinnells, J. R. らの宗教学事典[8]に基づき，本論では「宗教」を「神や女神，その他のスピリチュアルな存在や超自然的で究極的な観念に関するすべての包括的概念」と定義する。また，Meissner, W.[14]は，「宗教的信念によって患者の能力が損なわれ適応が妨げられる場合，あるいは宗教的信念が人格上の問題や精神症状として現れる場合に限り，我々は宗教への関わりを精神医学的にみて病的とみなすことができる」と述べているが，本論でもこれに従う。1979年から1998年の20年間に，筑波大学社会医学系精神保健グループは，350件の刑事事件に関与した352名の日本人犯罪者（1件では3名が関与した）に対して司法精神鑑定を行った。表1に，その言説や行動が宗教的信念を反映していたか，宗教的事柄に関連づけられていた29名の被鑑定人を示す（事件数は27件）。これらの27件の事件を広義の宗教犯罪と呼び，残りを非宗教犯罪とした。広義の宗教犯罪に属する5名（事例13，14，15，24，25）は，犯行動機として宗教的体験を述べていたが，供述の時期や細部の変遷から，それらは犯行後に追加ないし加工されたものと判断した。本論では，この5名を独立した一群とみなし，別個に分析を行う。残りの24名を狭義の宗教犯罪群とする。以下ではこの狭義の宗教犯罪群を「宗教犯罪群」と呼ぶことにし，本論では主にこの群を扱う。宗教犯罪群の中には特定の地方的慣習に基づく犯罪はなく，また各対象者において信仰以外の文化的背景に偏りはみられなかった。精神鑑定例の中には，統合失調症に罹患したイラン人がその宗教的妄想に基づいて同僚を殺害した事例もあり，すでに別の論文で報告されている[18]が，対象者の文化的特徴の偏りを避けるためこの事例は本研究の分析から除外し，補遺として提示するにとどめた。

2　方　　法

　まず，宗教犯罪群の特徴を明らかにするために，人口統計学的変数，犯

表1

事例	年齢	性別	職業	罪名	被害者	犯行日時	DSM-IV 診断
1	27	男性	無職	放火	父親	1982.2.29	統合失調症
2	29	男性	船員	住居侵入	未知	1981/12/10	アンフェタミン中毒、反社会性人格障害
3	35	男性	無職	殺人、殺人未遂	未知(僧侶)	1984/12/31	統合失調症
4	40	男性	無職	殺人	知人	1985/5/29	アンフェタミン中毒、反社会性人格障害
5-1	39	男性	公務員→農業	殺人、傷害	信者仲間	1981/10/28	共有精神病性障害、妄想性人格傾向
5-2	60	女性	宗教家	殺人、傷害	信者仲間	1981/10/28	共有精神病性障害、妄想性人格傾向
5-3	34	女性	無職	殺人、傷害	信者仲間	1981/10/28	共有精神病性障害、妄想性人格傾向
6	20	男性	無職	殺人	知人	1983/6/27	吸入剤中毒、反社会性人格障害
7	34	男性	無職	放火	父親	1986/11/1	一般身体疾患による精神病性障害
8	26	男性	無職	傷害	知人	1987/4/20	統合失調症
9	38	女性	無職	殺人	隣人	1987/4/8	統合失調症
10	51	女性	無職	殺人	隣人	1988/3/2	妄想性障害、妄想性人格傾向
11	20	男性	無職	放火	父親	1988/5/7	統合失調症
12	54	男性	公務員	殺人未遂	親戚	1989/1/21	アルコール依存、アルコール離脱
13	27	女性	無職	強盗、殺人	知人	1984/1/17	境界性人格障害、演技性人格障害
14	35	男性	金融業	殺人	知人	1985/12/13	妄想性障害、反社会性人格障害
15	35	男性	左官	殺人	知人	1986/2/20	軽度精神遅滞、特定不能の人格障害
16	51	女性	無職	放火	夫	1991/1/13	特定不能のうつ病性障害
17	21	男性	学生	住居侵入	知人	1991/4/30	統合失調症
18	40	男性	宗教家	殺人、殺人未遂	未知	1991/9/30	アルコール依存、アルコール誘発性精神病性障害
19	31	男性	従業員	殺人	知人	1992/10/10	統合失調症
20	33	男性	無職	殺人	母親	1993/11/7	統合失調症
21	41	男性	建築業	傷害致死	知人	1994/6/15	統合失調症
22	24	男性	無職	傷害	未知	1995/8/4	統合失調症
23	26	男性	無職	放火	父親	1996/3/26	統合失調症
24	21	男性	工員	放火、放火未遂	隣人	1996/5/29	軽度精神遅滞、反社会性人格障害
25	64	男性	無職／建築業	詐欺	未知	1997/3/26	特定不能の人格障害
26	32	男性	無職	放火	母親	1997/11/28	統合失調症
27	29	男性	カルト幹部	殺人	未知(カルト批判者)	1989/11/4	妄想性人格傾向
補遺	31	男性	建築業	殺人	同僚	1991/4/11	統合失調症

一覧

印&宗派	宗教症状の発現時期	宗教的特徴	宗教主題と犯行の関係	責任能力	備考	分類
	犯行の6年前	悪魔／神	悪魔／神にさせられたと供述	心神喪失	両価的な宗教的キャラクター	A群
	犯行と同時	神を自称	神社を自分の家と誤想し侵入	(—)	オカルトへの親和性	A群
	犯行と同時	神、精霊、聖母	未知の女性を聖母と誤想し追跡。被害者が彼女を逃がしたと考え殺害。	心神喪失		A群
新宗教	犯行の1ヵ月前	(—)	犯行直前に祈り	心神耗弱		B群
神秘主義	犯行の10ヵ月前	舌語り、憑依		心神耗弱	カルトの幹部	B群
秘主義(教祖)	犯行の5年前	舌語り、憑依		心神耗弱	カルトの教祖	B群
神秘主義	犯行の1年前	舌語り、憑依		心神耗弱	5-2の娘。カルト幹部	B群
	犯行と同時	悪魔	被害者を悪魔と誤想し殺害	心神喪失	オカルトへの親和性	A群
新宗教	犯行後	宗教団体	宗教団体が監視すると誤想	心神喪失	結節性硬化症(Bourneville-Pringle病)	A群
	犯行の5年前	精霊、人豚	霊的に罰するため殺害	心神喪失	宗教的な非合理的思考	A群
	犯行と同時	妖怪	被害者を妖怪と誤想し怖れる	心神喪失		A群
新宗教			被害者の語る教義に基づき殺害	心神喪失	宗教への没入の一方で教義に疑念	B群
新宗教	犯行の3年前	悪魔、神	父に悪魔が憑依、神に操られ犯行	心神喪失		A群
	犯行の1週間前	悪魔憑依	被害者を悪魔と誤想、被害者に責められた	心神喪失	村八分にされた感覚と罪悪感	A群
		(悪魔、聖母)	(占い師に、死霊が憑いていると言われた)	心神耗弱		宗教的動機が追加・加工
キリスト教	(犯行の12年前)	(神、悪魔)	(悪魔祓いとして被害者を殺害)	心神耗弱		宗教的動機が追加・加工
新宗教	(犯行の20年前)	(霊、偉大な力)	(「偉大な力」にさせられたと供述)	完全有責		宗教的動機が追加・加工
教系新宗教			教義に従い夫を愛さねばならないと考え抑うつ的に	心神耗弱	教義が抑うつ状態と優格観念に影響	B群
	犯行の1ヵ月前	悪魔／神	悪魔の命令への抵抗として犯行	心神喪失	両価的な宗教的キャラクター	A群
秘主義(教祖)	犯行の20年前			心神耗弱	空想虚言症、直観像素質者	A群
	犯行の5ヵ月前	神		心神耗弱		A群
	犯行の1年前	神の子	自身を神の子、母を悪魔と妄想し、母を殺害	心神喪失		A群
新宗教	犯行の1ヵ月前	闇の王子	闇の王子に憑かれたと妄想	心神喪失		A群
	犯行の4日前	悪魔／神	被害者を悪魔と誤想	心神喪失	犯行4日前にキリスト教に回心	A群
	犯行の9年前	悪魔	悪魔に命令されたように感じ、犯行	心神喪失	犯行を神に責められるように感じた	A群
		(タロットの死神)	(死神によって放火させられたように感じた)	完全有責	空想虚言症	宗教的動機が追加・加工
	(犯行の50年前)	(—)	(祈ったら花が咲いた)	完全有責	空想虚言症	宗教的動機が追加・加工
新宗教	犯行の1ヵ月前	悪魔、菩薩	悪魔祓いとして放火	心神喪失	母を悪魔と誤想	A群
カルト		意識変容	カルト指導者の命令で被害者を殺害	(完全有責)	オウム真理教	B群
教	犯行の6ヵ月前	悪魔	被害者が邪視を持ち、悪魔に憑かれていると誤想	心神喪失	イラン人	

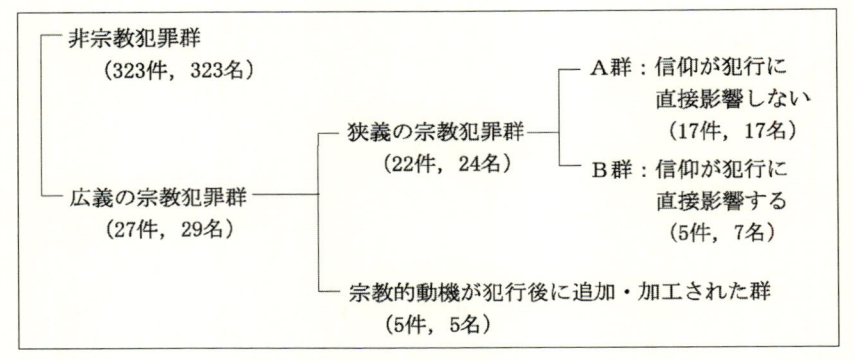

```
┌─ 非宗教犯罪群
│     (323件, 323名)
│                                      ┌─ A群：信仰が犯行に
│                       ┌─ 狭義の宗教犯罪群 │      直接影響しない
│                       │    (22件, 24名)  │       (17件, 17名)
├─ 広義の宗教犯罪群 ────┤                  └─ B群：信仰が犯行に
│   (27件, 29名)        │                         直接影響する
│                       │                          (5件, 7名)
│                       └─ 宗教的動機が犯行後に追加・加工された群
                              (5件, 5名)
```

図1 犯罪群の分類

罪学的変数，精神医学的変数について，非宗教犯罪群と比較した。宗教犯罪群において，犯行動機と宗教的言動との関連は多様であった。宗教に関する情報は主に精神鑑定における対象者の供述から得たが，それが困難な場合は，対象者の家族，知人から，あるいは必要に応じて所属していた宗教団体から得た。

我々は，対象者の信仰が直接的に犯行動機に関係しているかどうかという点から，宗教犯罪群を2つのサブグループに分けた。特定の信仰を有していない者あるいは本人の信仰が犯行に直接的に影響していない者をA群とし，本人の信仰が直接的に犯行に影響している者をB群とした。4年の精神鑑定経験をもつ精神科医師である筆者が分類作業を行い，10年以上の精神鑑定歴を有する4人の精神科医師がその結果を確認した。これに基づいて，2つのサブグループを人口統計学的変数，犯罪学的変数，精神医学的変数について比較した。統計解析として，年齢の比較に一要因分散分析（ANOVA）を用い，性別，罪種，犯罪学的要因，診断の比較にはχ^2検定（あるいはFisherの直接検定）を用いた。これらの統計解析にはSPSS for Macintoshを用いた。

この分類を図1に示す。

3 結　　果

1 宗教犯罪群と非宗教犯罪群との比較

宗教犯罪群と非宗教犯罪群との比較を**表2**に示す。人口統計学的変数(a)，犯罪学的変数(b)，精神医学的変数(c)を比較した結果をそれぞれ以下に示す。

1　人口統計学的要因

〈性別〉　宗教犯罪群は19名（79.2%）の男性と5名（20.8%）の女性を含む。非宗教犯罪群（n = 323）では85.1%が男性，14.9%が女性であり，男女比の点では両群に有意な差はみられなかった（p = 0.388, Fisherの直接検定）。

〈年齢〉　宗教犯罪群に属する対象者の犯行時年齢は平均 34.8 ± 10.8 歳（range：20 - 60）であった。年代別にみると，20代が9名，30代が8名，40代が3名，50代が3名，60代が1名であった。非宗教犯罪群では犯行時年齢は平均 38.5 ± 13.6 歳（range：16 - 84）であった。ANOVAを行ったところ，年齢の点で両群に有意な差はみられなかった〔$F(1,345) = 1.6735$, $p = 0.197$〕。

2　犯罪学的要因

〈罪種〉　宗教犯罪群に属する対象者が行った犯罪は，殺人（13名），放火（6名），傷害（3名），器物損壊（1名），住居侵入（1名）であった。なお，本論では犯罪白書[19]に準拠した罪種区分を用いている。犯罪白書に基づいて，殺人未遂は殺人，強盗致死は強盗，傷害致死は傷害として計上した。警察白書[16]が定める重大犯罪（殺人，放火，強盗，強姦）とそれ以外の犯罪について χ^2 検定を行ったところ，宗教犯罪群と非宗教犯罪群の間に有意な差はみられなかった〔$\chi^2(4) = 6.9$, $p = 0.140$〕。各犯罪種別について対象者数を比較したところ，殺人が非宗教犯罪群よりも宗教犯罪群において多く行われる傾向がみられた〔$\chi^2(1) = 3.19$, $p = 0.074$〕。

3　精神医学的要因

〈診断〉　すべての対象者に対して，米国精神医学会の「精神疾患の診断・

表2 宗教犯罪群と非宗教犯罪群の比較

	宗教犯罪群 N=24		非宗教犯罪群 N=323		p値	「宗教的動機を追加・加工」N=5	
人口統計学的要因							
年齢	平均	SD	平均	SD		平均	SD
	34.8	10.8	38.5	13.6	N.S.[a]	36.4	16.5
性別	N	%	N	%		N	%
男性	19	79.2	275	85.1	N.S.[b]	4	80.0
女性	5	20.8	48	14.9		1	20.0
犯罪学的要因	N	%	N	%		N	%
罪種							
殺人	13	54.2	116	35.9	N.S.[c]	2	40.0
放火	6	25.0	55	17.0		1	20.0
強盗	0	0	24	7.4		1	20.0
強姦	0	0	11	3.4		0	0
その他	5	20.8	117	36.2		1	20.0
精神医学的要因	N	%	N	%		N	%
診断 (I軸)					**[c]		
行為障害	0	0	1	0.3		0	0
認知症	0	0	6	1.9		0	0
物質誘発性障害	5	20.8	124	38.4		0	0
統合失調症	12	50.0	68	21.1		0	0
失調感情障害	0	0	2	0.6		0	0
妄想性障害	1	4.2	9	2.8		1	20.0
短期精神病性障害	0	0	1	0.3		0	0
共有精神病性障害	3	12.5	1	0.3		0	0
一般身体疾患による精神病性障害	1	4.2	17	5.3		0	0
気分障害	1	4.2	21	6.5		0	0
虚偽性障害	0	0	1	0.3		0	0
解離性障害	0	0	1	0.3		0	0
性障害	0	0	3	0.9		0	0
衝動制御障害	0	0	7	2.2		0	0
適応障害	0	0	18	5.6		0	0
なし	1	4.2	43	13.3		4	80.0
診断 (II軸)							
人格障害あり	8	33.3	73	22.6	N.S.[c]	5	100
(妄想性)	5	20.8	3	0.9		0	0
(スキゾイド)	0	0	3	0.9		0	0
(失調感情型)	0	0	1	0.3		0	0
(反社会性)	3	12.5	52	16.1		2	40.0
(境界性)	0	0	6	1.9		1	20.0
(強迫性)	0	0	1	0.3		0	0
(特定不能型)	0	0	7	2.2		2	40.0
人格障害なし	16	66.7	250	77.4		0	0
精神遅滞あり	0	0	45	13.9	†[b]	2	40.0
精神遅滞なし	24	100	278	86.1		3	60.0

N.S.: not significant, †: $p < 0.10$, *: $p < 0.05$, **: $p < 0.01$
a: ANOVA, b: Fisherの直接検定, c: χ^2検定

統計マニュアル第4版（DSM-IV）」[1]を用いて診断を行った。

Ⅰ軸診断は以下の通りである。宗教犯罪群では，12名（50.0％）が統合失調症を，5名（20.8％）が物質誘発性障害を，3名（12.5％）が共有精神病性障害を有していた。残りの4名はそれぞれ，一般身体疾患による精神病性障害（4.2％），妄想性障害（4.2％），気分障害（4.2％），Ⅰ軸診断なし（4.2％）であった。非宗教犯罪群では124名（38.4％）が物質誘発性障害，68名（21.1％）が統合失調症と診断されたが，43名（13.3％）はⅠ軸診断がなかった。両群でⅠ軸診断が下された対象者数を比較したところ有意な差がみられた〔$\chi^2(15) = 43.61$, $p = 0.000$〕。各診断について対象者数を比較したところ，統合失調症においてのみ両群に有意な差が認められた〔$\chi^2(1) = 10.55$, $p = 0.001$〕。

Ⅱ軸診断については，宗教犯罪群では8名（33.3％）が人格障害と診断され，そのうち5名が妄想性人格障害を，3名が反社会性人格障害を有しているとされた。非宗教犯罪群では73名（22.6％）が人格障害と診断され，その中では反社会性人格障害が最多であった。Ⅱ軸診断については，両群に有意な差はみられなかった〔$\chi^2(1) = 1.44$, $p = 0.230$〕。

2　宗教犯罪群のサブグループ間の比較

A群，B群両サブグループを比較した結果を**表3**に示す。以下に，人口統計学的変数(a)，犯罪学的変数(b)，宗教的変数(c)，精神医学的変数(d)別に示す。

1　人口統計学的要因

〈**性別**〉　A群では大多数が男性であり（16名，94.1％），わずか1名（5.9％）のみが女性であった。B群は3名（42.9％）の男性と4名（57.1％）の女性から成っていた。両群の男女比には統計的に有意な差がみられた（$p = 0.014$, Fisherの直接検定）。

〈**年齢**〉　犯行時の平均年齢は，A群では31.2 ± 8.8歳（range：20 - 54），B群では43.04 ± 10.9歳（range：29 - 60）であった。ANOVAを行った結果，両群に有意差がみられた〔$F(1.22) = 8.246$, $p = 0.009$〕。

2 犯罪学的要因

〈罪種〉　A群での主罪名は，殺人／殺人未遂（7名，41.2%），傷害（3名，17.6%），住居侵入（2名，11.8%），放火（5名，29.4%）であった。B群では殺人（6名，85.7%）と放火（1名，14.3%）が多く見られた。犯罪の種別の分布については，両群の間に有意な差はみられなかった〔$\chi^2(3)$ = 4.328，p = 0.228〕。両群において最も多くみられた犯罪は殺人であった。

〈被害者〉　加害者と被害者との間の関係は，以下の通りであった：A群の対象者によって行われた犯罪の被害者は，7名（41.2%）が家族成員，6名（35.3%）が知人，4名（23.5%）が他人であった。B群では，1名（14.3%）

表3　宗教犯罪群のサブグループ間の比較

	A群 N=17		B群 N=7		p値
人口統計学的要因					
年齢	平均	SD	平均	SD	
	31.2	8.8	43.4	10.9	＊＊[a]
性別	N	%	N	%	
男性	16	94.1	3	42.9	＊[b]
女性	1	5.9	4	57.1	
犯罪学的要因	N	%	N	%	
罪種					N.S.[c]
殺人	7	41.2	6	85.7	
傷害	3	17.6	0	0.0	
住居侵入	2	11.8	0	0.0	
放火	5	29.4	1	14.3	
被害者					†[c]
家族	7	41.2	1	14.3	
（両親）	6	35.3	0	0.0	
（親戚）	1	5.9	0	0.0	
（配偶者）	0	0.0	1	14.3	
知人	6	35.3	6	85.7	
未知	4	23.5	0	0.0	
犯行時の物質使用					N.S.[b]
（＋）	4	23.5	1	14.3	
（−）	13	76.5	6	85.7	

	A群 N=17		B群 N=7		p値
宗教学的要因	N	%	N	%	
教団の性質 1)					† b
反社会的	0	0.0	4	57.1	
世俗的・適応的	5	100	3	42.9	
無宗教	12		0		
教団での地位 1)					N.S.b
指導者・教祖	1	20.0	4	57.1	
信者	4	80.0	3	42.9	
無宗教	12		0		
精神医学的要因	N	%	N	%	
診断（I軸）					＊＊c
統合失調症	12	70.6	0	0.0	
妄想性障害	0	0.0	1	14.3	
一般身体疾患による	1	5.9	0	0.0	
精神病性障害					
気分障害	0	0.0	1	14.3	
物質誘発性障害	4	23.5	1	14.3	
共有精神病性障害	0	0.0	3	42.9	
なし	0	0.0	1	14.3	
診断（II軸）					＊b
人格障害（＋）	2	11.8	6	85.7	
（反社会性）	2	11.8	1	14.3	
（妄想性）	0	0.0	5	71.4	
人格障害（－）	15	88.2	1	14.3	
宗教的精神症状					＊＊c
宗教的存在の妄想／幻覚	17	100	0	0.0	
解離症状	0	0.0	4	57.1	
なし	0	0.0	3	42.9	
刑事責任能力					＊＊c
完全責任能力	0	0.0	1	14.3	
心神耗弱	3	17.6	5	71.4	
心神喪失	14	82.4	1	14.3	

1) パーセンテージは「無宗教」を除いて算出した
N.S. : not significant, † : p < 0.10, ＊ : p < 0.05, ＊＊ : p < 0.01
a: ANOVA, b: Fisherの直接検定, c: χ^2 乗検定

が家族成員，6名（85.7％）が知人であった。犯罪者と被害者との関係は両群の間で異なる傾向がみられた〔$\chi^2(2) = 5.244$，$p = 0.073$〕。B群では被害者は知人（ほとんどが同じカルト集団の信者か組織の敵対者）である傾向がみられたが，A群では被害者はさまざまであった。家族成員被害者の内訳は，A群の6名が両親，1名が親戚であり，B群の1名は配偶者であった。

〈犯行直近の薬剤使用〉 対象者が，犯行直前に精神活性物質を使用していたかどうかについても検討した。A群では物質を使用していたのは4名（23.5％），B群では1名（14.3％）であった。物質使用については，両群の間に有意差はみられなかった（$p = 1.000$，Fisherの直接検定）。

3 宗教的要因

〈宗教団体の性質〉 宗教団体（教団）は，反社会的団体と社会適応的（世俗的）団体の2つに分けられた。いかなる教団にも属していない12名はここでの分析からは除外した。

A群では，5名が宗教団体に所属しており，それらの団体はいずれも社会適応的なものであった。B群では4名（57.1％）が反社会的教団に属し，3名（42.9％）が社会適応的教団に属していた。両群の間で，宗教団体の社会適応性は異なる傾向がみられた（$p = 0.081$，Fisherの直接検定）。

〈宗教団体における対象者の地位〉 宗教団体における対象者の地位，すなわち本人が指導者あるいは主要メンバーなのか一般信者なのかという点も調べた。特定の団体に所属していないA群の12名は分析から除外した。

A群の5名のうち，1名（20.0％）が教祖であり，4名（80.0％）が一般信者であった。B群では4名（57.1％）が教祖あるいは主要メンバーであり，3名（42.9％）が一般信者であった。宗教団体の中での対象者の地位については，両群の間に有意差はみられなかった（$p = 0.293$，Fisherの直接検定）。

4 精神医学的要因

〈診断〉 対象者は，DSM-IV[1]の多軸診断システムに基づいて精神医学的に診断された。各軸の診断は以下に示す通りである。

まず，I軸診断について示す。A群では，12名（70.6%）が統合失調症，4名（23.5%）が物質誘発性障害（1名がアンフェタミン，1名が吸入剤，1名がアルコール），1名（5.9%）が一般身体疾患による精神病性障害と診断された。B群では，共有精神病性障害が最も多く（3名，42.9%），その他は妄想性障害，気分障害，物質誘発性障害がそれぞれ1名（14.3%）ずつであり，残る1名にはI軸診断は下されなかった。I軸診断については両群の間に有意差がみられた〔χ^2 (6) = 20.128, p = 0.003〕。二群の間の最も顕著な差異は，統合失調症と共有精神病性障害の有病率であった。統合失調症はA群では最も多くみられたが，B群ではみられなかった。共有精神病性障害はB群においてのみ認められ，A群ではみられなかった。

次に，II軸診断について検討する。A群では2名（11.8%）が人格障害と診断された。B群では6名（85.7%）が人格障害であった。人格障害の有病率は両群の間で有意差が認められた（p = 0.001, Fisherの直接検定）。A群の2名，B群の1名が反社会性人格障害であり，B群の5名が妄想性人格障害であった。

〈**宗教に関連した精神症状**〉　両群を主要な精神症状によって比較した。A群の17例全例が，神，悪魔，精霊などの明確な宗教的存在に関する幻覚や妄想を有していた。B群では7名中4名が宗教に関連した精神症状を有していた（4例全員が解離症状を示した）。両群の間で宗教関連症状には有意な差が認められた〔χ^2 (2) = 24.000, p = 0.000〕。

〈**刑事責任能力**〉　A群の17名中，14名（82.4%）が心神喪失，3名が心神耗弱相当と判断された。B群の7名中，1名（14.3%）は心神喪失，5名（71.4%）が心神耗弱，1名（14.3%）が完全責任能力相当と判断された。責任能力判断について両群間に有意差が認められた〔χ^2 (2) = 10.407, P = 0.006〕。

3　宗教的動機が犯行後に追加・加工された犯罪者の一群

犯行後に宗教の動機を追加ないし加工したと判断された5名について，年齢，性別，犯罪種別，診断を検討した。平均年齢は36.4 ± 16.5歳（range:

20-54)であった。4名が男性で1名が女性であった。彼らはそれぞれ異なる種類の犯罪—殺人，放火，強盗，詐欺—を行っていた。1名は妄想性障害と診断されたが，残りの4名にはⅠ軸診断は下されなかった。5名すべてが人格障害（2名が反社会性，2名が特定不能型，1名が境界性）と診断された。2名は精神遅滞でもあった。

この群は事例数が少ないため，統計的解析は行わなかった。

4 考　　察

1 宗教犯罪群と非宗教犯罪群との比較

宗教犯罪群と非宗教犯罪群との間で，性別と年齢などの人口統計学的要因については明らかな差はみられなかった。このことは犯罪への宗教の関与は特定の性別や年齢に限定されないことを意味する。しかしながら，後述するように，犯罪への宗教の関わり方は性別や年齢によって異なる。

両群間で各罪種の頻度に有意な差はみられなかったが，宗教犯罪群では非宗教犯罪群に比べて殺人の頻度が高い傾向がみられた。この結果は，宗教と関連する犯罪は，窃盗などの軽犯罪や公共道徳違反の形態をとることが少ないとする従来の知見を支持するものと言える。この傾向は2つの要因から説明されるだろう。1つは，宗教犯罪はしばしば魂を救済するとか悪を殲滅するといった使命感と結びつく点である。このような宗教的確信に基づいて殺人のような重大犯罪をためらいなく実行できるのである。もう1つは，「神の命令」のような宗教的内容の病的体験（幻覚や妄想）は本人にとって圧倒的な脅威として受け取られるという点である。このような強烈な体験がしばしば重大犯罪を引き起こすのである。

両群の間で診断には有意な差がみられた。宗教犯罪群では，非宗教犯罪群に比べて，統合失調症と共有精神病性障害の有病率が高かった。これらの結果は，宗教関連犯罪では統合失調症者が比較的多くみられるとする見解を支持している。宗教的症状を示す患者の多くが統合失調症者であると言われる[21],[22]が，この宗教精神病理学的知見は今回の結果によっても確

認されたと言える。共有精神病性障害がカルト宗教と結びつきやすいこともすでに指摘されている[3]。

2 宗教犯罪群のサブグループの分析

1 宗教犯罪群のサブグループ間の比較

　女性のパーセンテージは，A群よりもB群の方が高かった。A群では90％以上が男性であった。一方，B群では女性の方が多くを占めた。平均年齢はA群よりもB群の方が高かった。性別・年齢におけるこれらの傾向は，閉経に伴う精神病性障害（たとえば，うつ病や妄想性障害）の対象者数がB群に多いことを示しているかもしれない。

　2つのサブグループ間で，精神科診断と精神症状には大きな差異があり，この差異が犯行動機の差異に関係していた。それぞれのサブグループの代表的な事例を以下に示し，精神医学的特徴と犯行動機との関連を論じたい。

2 A群の診断，精神症状，犯行動機

　まず，A群の事例を提示する。

〔事例22〕24歳，男性

　元来，内向的な性格。友人はほとんどおらず，白昼夢にふける傾向があった。彼自身はいかなる信仰ももっていなかった。18歳時より自室に引きこもるようになった。この頃より，彼はしばしば「韓国人の少女」の幻視を体験するようになった。彼はこの少女を，自分を護ってくれる女神と考えたり，自分の過ちを非難する悪魔と捉えたりした。このため精神病院を受診し，統合失調症と診断された。服薬により一時期，精神症状は改善したが，本件の3ヵ月前に服薬を中断し，これにより被害妄想，宗教妄想，幻聴が悪化した。彼は，自分が呪われ，魔術をかけられたように感じた。また，韓国人の少女の姿をした悪魔に「死ね。生きている価値がない」と責められるように感じた。

　犯行の4日前，彼は突然周囲の人々にキリスト教への入信を宣言した。幻聴に従って，自身の居住地から約600km離れた町のカトリック教会を訪れた。そこで見かけた老女が悪魔に憑かれていると思い込み，恐ろしく感

じたため，この老女を攻撃し，傷害罪で逮捕された。

精神鑑定では，意識障害や健忘はみられず脳器質性障害は除外された。有機溶剤とコカインの使用歴があったが，それらの使用頻度の少なさや使用時期を考慮すると，犯行時の精神症状がこれらの薬物によって生じた可能性は否定的であった。悪魔に関する宗教妄想と幻聴は持続した。上記のように，彼は犯行4日前にキリスト教の信仰を宣言していたが，精神鑑定では彼が祈ったことも聖書を読んだこともないことが明らかになった。統合失調症と診断し，犯行は妄想と病的衝動性により行われたものと判断した。犯行時，心神喪失相当と考えられた。

A群の全例は情緒的な混乱や幻覚ないし宗教的妄想を示していた。この群でみられた幻覚や妄想は，神，悪魔や霊などの明確な宗教的イメージを伴っていた。3例（事例1, 17, 22）では，その宗教的体験の内容は両義的であり，神であると同時に悪魔でもあるという宗教的存在を体験していた。統合失調症患者は，しばしば妄想の中の超越的宗教的対象に両価的な感情をもつことが知られている[10]。宗教的対象の未分化で両義的な性質は，患者自身の両価的感情の投影と解釈できるだろう。また，このような両価感情がしばしば攻撃性に結びつくことも指摘されている。犯行以前から特定の信仰を有していた5例の幻覚や妄想は，その信じる教義に関連する内容のものであった。3名は同一の仏教系新宗教を信仰していたが，この教団の教義の中で語られる悪魔が彼らの妄想対象として現れていた。彼らは，教団やその指導者が自分たちを弾圧すると誤想し，その結果，教団を邪悪な敵とみなすようになった。この認知的変容には信仰に対する葛藤が影響していると考えられる。

A群では，反社会性人格障害の診断が該当したのは2名のみであった。その他の15名にはII軸診断はなかった。

A群の全例が，「神に操られた」「被害者が悪魔のように見えた」といった病的な宗教的観念に影響されて犯行を行っていた。彼らは自身の体験をキリスト教や仏教の用語を使って説明したが，その説明は彼ら自身が所属する宗教団体の本来の教義とは異なるものであった。このような事例では，

Field, W. E. & Wilkerson, S.[5] が指摘するように,宗教はすでに存在する疾病に観念的な表現形態を付与する役割にとどまると言える。A 群では,反社会性人格障害による薬物乱用が幻覚や妄想を誘発してはいたものの,犯罪と性格との間に明確な関係はみられなかった。

3　B 群の診断,精神症状,犯行動機

B 群の 7 名中,6 名が I 軸診断を有していた。B 群では,犯行に結びつくような宗教的幻覚や妄想を体験していた者はいなかった。B 群の 4 名は何らかの宗教的体験を経験していた。これらの宗教体験は,精神医学的には解離症状とみなされるものであったが,これらの症状は彼らの犯行に直接的に影響してはいなかった。B 群では,犯行への人格の関与が顕著であった。B 群の全対象者のうち,85.7%が DSM によれば人格障害を有していると診断された。

B 群の対象者は,彼ら自身の信仰に基づいて犯行を行っていた。B 群はA 群よりも精神症状と犯行動機との関係が複雑であった。B 群の犯行動機をさらに分析すると,(i) 教義の誤解に基づく犯罪,(ii) 反社会的教義に基づく犯罪,の 2 つに分けられた。

(i) 教義の誤解に基づく犯罪

対象者が信仰する教義を誤解して犯罪を為した事例を以下に示す。

〔事例 16〕51 歳,女性

元来,穏やかな性格であったが,月経周期と関連して感情が不安定になることがあった。25 歳時に結婚し,2 人の娘をもうけた。38 歳時,夫の両親と同居することになり,これを負担に感じていた。このためキリスト教に入信し,精力的に活動した。週に 3 回,教会の集会に参加し,布教活動にも熱心であった。

宗教活動にのめり込む一方,家庭を顧みなくなった。45 歳以降,彼女は夫を愛せないように感じ,夫が他の女性と浮気するように望むようになった。しかし,50 歳時,教会で女性は夫を愛さなければ真のクリスチャンになれないと聞き,一転して夫を愛そうと努めたが,その後,夫が浮気していると根拠もなく思い込み,嫉妬を感じ始めた。その直後より自殺念慮を

生じ，不眠，腰痛，苛立ちなどの更年期症状を訴えるようになった。犯行当日は匿名のいたずら電話があったが，彼女はこれを夫の愛人の嫌がらせと思い込み，苛立ちを募らせた。死のうと考え，自殺目的で寝室に火を放った。しかし，火を見ているうちに怖くなり，夫に助けを求めた。夫所有の自宅は全焼した。

精神鑑定の期間中も，彼女は抑うつ的で不快気分が持続していた。自殺念慮もみられた。知的能力は正常域であった。拘留期間中，彼女は聖書を読み続けた。犯行後も信仰の内容や強度は変わらなかった。更年期の内分泌系の変化に心理的要因（夫が浮気しているという疑念）が重なって抑うつを生じたものと診断した。この診断は，DSM-IVでは特定不能のうつ病性障害に該当する。彼女は，本件当時，弁識能力を喪っていたと判断した。

事例10と事例16では，宗教の教義を字句通りに受け取っていたために，行動がつよく影響され日常生活が顕著に制限されていた。彼らは，直面した困難な状況への対抗手段として犯行を行った。この2名が所属していた宗教団体は社会適応的なものであり，教義自体も反社会的性質のものではなかった。事例10や事例16でみられたような教義の誤解や硬直化した思考は，妄想性障害やうつ病などのI軸障害に影響されていたと言える。精神病者はしばしば宗教的記述を字句通りに解釈すると言われる[20]。Field, W. E. & Wilkerson, S.[5]は，宗教的記述を字句通りに受け取ることによって傷害や殺人などの激越な行動に至ることがあると指摘している。たとえば，Burton-Bradley, B. G.[2]は，『旧約聖書』のアブラハムの話に基づいて神への供儀としてわが子を殺害した統合失調症患者の事例を報告しているが，この事例もこのタイプに該当すると言えるだろう。

(ii) 反社会的教義に基づく犯罪

反社会的教義に基づいて犯行を為した例として，事例27を提示する。

〔事例27〕29歳，男性

小児期より実父母と別離し，義父母によって育てられた。高校卒業後，土木作業員，食品会社勤務，セールスマンなどさまざまな職を転々とした。職業が安定しないため，社会への不信や嫌悪を徐々に強め，自分には特別

な運命があるように考え始めた。彼はいくつもの宗教に入信したが，いずれにも満たされることはなかった。26歳時，ある仏教系カルトに入信し，教祖への帰依を強めた。27歳時，2ヵ月間にわたり独房で瞑想と断食を続ける修行を行った。この修行の間に，「宇宙の渦巻き」のヴィジョンを見たり「前世の自分の人生（今生で生まれる以前の自分）を体験」したりした。修行後，最終解脱したとみなされ教団の幹部とされた。彼はさらに教祖への帰依を強めていった。

このカルトに入信して3年後，教祖は彼を含む5人の信者に，ある信者の死亡事故を知り脱退しようとした信者を殺害するよう命じた。5人は標的とされた信者に脱退を翻意するよう説得したが失敗し，これを殺害した。教祖の命令に従い，その死体を燃やした。

この殺人事件の9ヵ月後，彼を含む5人の信者は，教団の反対活動を繰り広げていた弁護士の殺害を教祖から命じられた。彼らは深夜に弁護士の自宅に押し入り，弁護士とその家族を殺害した。この犯行の直後，彼は教祖の姿を瞑想し，歓喜に満たされたように感じた。

この時点で，彼は教祖を絶対的な存在だと信じていた。殺人が違法であることは認識していたが，敵対者を殺害することは彼らの魂を救済することであると教祖から教えられていた。さらに，教団の命令に従わないと自分が殺されるのではないかと怖れていた。

犯行後，彼は殺害を命じた教祖に疑いを抱き始めた。彼はまた教祖が最終解脱していないと知り，裏切られたように感じた。翌年，彼は教団を脱退した。その5年後，教団の反社会的活動が明らかになりつつあった頃，教団に恐怖心を抱き，教団の犯罪を警察に通報した。その結果，彼もまた逮捕された。

精神鑑定では協力的であった。知能は正常域であり，犯行当時も鑑定時も精神疾患には罹患していなかった。修行中の一過性の幻覚は心因性のものと考えられる。司法精神医学的観点からは完全責任能力相当と判断された。

ここに示した事例27は，政府の転覆を計画し世界中に衝撃を与えたオウ

ム真理教事件の事例である。対象者はこの教団の幹部メンバーであった。事例5の3名は仏教系神秘主義的一派に属していた。事例5も事例27も宗教組織により行われた犯罪であり，いくつかの共通する特徴をもつ。まず，対象者のパーソナリティが犯行に密接に関係していた。事例5の3名と事例27は妄想性パーソナリティ障害の傾向を有していた。妄想性パーソナリティ障害の者はカルトと強い結びつきを形成しやすく，またストレスに反応して短期精神病エピソードを経験しやすいことが指摘されている[1]。このような集団は閉鎖的になりがちである。このようなカルトでは，社会道徳や世俗的な規範に対立する宗教的見解がしばしば生じ，信者たちは宗教的事柄が世俗的な規範に優越すると教えられる。事例5も事例27もカルトの教祖の指示に基づき殺人を行った。Middendorff, W.[15] は，宗教カルトがしばしば社会的孤立と攻撃性から政治政体と対立し，社会規範への不適合をきたすことを指摘した。事例5の3名と事例27は全員が修行中に神秘的体験をしていた。しかし，彼らの宗教的体験は犯罪に直接影響するものではなかった。事例27とは異なり，事例5の3名は精神鑑定中も自分たちの行動の正当性を主張した。

　本論の分類は，責任能力判定を直接的に導き出すものではない。しかし，両群の間で診断が異なる傾向があったことから責任能力の判断もまた異なる傾向にあった。A群の犯罪は幻覚や妄想に基づいていたため，全例で責任能力の減免が示唆された。ほとんどの例は心神喪失相当と判断されたが，3例は薬物使用のため心神耗弱相当と判断された。B群では，ほとんどの例が心神耗弱相当と判断された。B群中，教義の誤解により犯罪を起こしたタイプではI軸診断がつくとされ，心神耗弱あるいは心神喪失相当と判断された。反社会的教義に基づいて犯罪を起こしたタイプでは，犯罪に関連してパーソナリティの偏奇がみられ，心神耗弱あるいは完全責任能力相当と判断された。

3　事後的宗教化（Ex posto facto religious camouflage）

　5例（事例13，14，15，24，25）は，その宗教的犯行動機の供述時期や

細部の変遷に鑑みて,犯行動機が犯行後に追加ないし加工されたものと思われたため,上述の分類から除外した。これらの対象者たちは宗教的体験に基づいて犯行を行ったと主張したが,実際には合理的な動機を有していた。それらの犯罪は,本稿でいう狭義の宗教犯罪には該当しない。しかし,宗教関連犯罪を行った者の精神鑑定において対象者の供述の真偽は重要な問題であり,供述心理学の観点から供述を見直すことが必要であることも指摘されている[17]。

宗教的動機から犯罪を行ったように装ったと判断した事例を以下に示す。

〔事例24〕21歳,男性

21歳の男性である。短気で引っ込み思案な性格。精神遅滞のため特殊学級に在籍した。10歳頃から放火を繰り返した。中学生時には,振舞いを注意されると激しく怒り暴力的になった。中学卒業後,工場でまじめに働いた。18歳時,一人暮らしを始めたが,隣人としばしば口論し,相手への嫌がらせを繰り返した。蓄膿症のため苛立ち2度にわたって隣人の自宅に放火し,逮捕された。鑑定時面接では,死神が見えると言い,死神に操られて火をつけたものだと供述した。しかし,面接当初そのような訴えはなかったこと,詳細に質問すると供述に矛盾を生じたことなどから,この供述を虚偽と判断した。のちに本人もこの供述が虚言であったと認めた。軽度精神遅滞と診断されたが,日常生活能力が比較的高いことに鑑みて完全責任能力相当と判断した。

この対象者は特定の信仰を持たず死神の存在も信じていなかったが,オカルトへの興味を有していた。彼は,犯罪に受動的に巻き込まれたように見せるため,死神に操られたと供述した。自分の刑事責任を免れるために意図的に嘘をついたものである。彼は,「真犯人」として,死神という非現実的な宗教的アイコンを選択したが,それは以下のように説明される。宗教的体験はきわめて主観的で個人的なものであるため,個人が本当にそのような体験をしているかどうかを確認することは困難である[7,13]。対象者はおそらく彼の供述の客観的真偽を問う質問を避けるために,供述に宗教的内容を盛り込んだのであろう。犯罪者が異常心理状態にあったと装うと

き，宗教はその方便として使われやすいことを指摘しておきたい。

　事後的宗教化群では数名が犯行を宗教的使命と結びつけていた。事例14はアルゴラグニー的性向から，性交中，恋人を絞殺したが，鑑定では，自分の行為は邪悪な霊を祓う儀式であったと主張した。鑑定人の質問とは無関係に，キリスト教が正しく仏教は邪教であるなどと言い立てた。宗教は法的処分に優越すると強弁し，鑑定人に宗教論争を仕掛けようとした。彼の宗教に結びつけた供述は，宗教の超越的価値をもち込むことによって彼に課されようとしている刑罰を相対的に無価値化しようとする無意識的な心理的試みと理解できる。石垣ら[9]は，暴力的な夫を殺害した後で，「私は神に定められた救世主である。私は世界を危機から救った。夫の死は神のご意志であり，世界の危機は消え去った」と妄想的発言をした女性の事例を報告している。石垣らは，この妄想的言述の背景に，自分の立場を正当化し置かれた状況から逃避したい彼女の願望を見出している。

　このような，犯人がすでに犯した犯罪に宗教的意味をもたせようとする供述を「事後的宗教化」と名づけたい。この類型に該当する5名は，DSM-IV[1]によれば人格障害と診断された。そのうち2例は精神遅滞でもあった。人格障害や精神遅滞の犯罪者によりなされる宗教的内容の供述については，それが事後的に追加ないし加工された可能性を念頭に置くべきである。

5　予　　　防

　本研究の目的は，宗教犯罪の予防方策を確立するための基盤を明示することである。宗教犯罪の予防の観点から，以下に考察を述べる。

　犯行と信仰が直接的に関係しないA群の犯罪，教義の誤解に基づくB群の一部の犯罪では個人精神病理的側面がつよく，反社会的教義に基づく犯罪では集団精神病理的側面がつよく認められた。

　個人病理的側面に深く結びついた犯罪を防ぐためには，精神科医は患者が宗教的内容の症状を示しているか，宗教活動に参加しているかを確認しておく必要がある。精神科医はまた宗教的信仰が犯罪を促進する場合もあ

ることを心に留めておくべきであろう。宗教的組織の内部で異常事態が生じたときに迅速に適切な介入をするためには，精神科医と宗教家との間の協働が不可欠である。一方，集団精神病理につよく影響された犯罪を予防するためには，教団の反社会性の程度に応じて，司法的手段や行政的手段が必要になる。

まとめ

　宗教関連犯罪の特性を明らかにすることを目的に，本論では筑波大学大学院精神保健グループが精神鑑定を行った宗教犯罪の事例を提示した。
　まず，宗教犯罪群と非宗教犯罪群を統計的に比較した。これにより，宗教犯罪群で高率に統合失調症者が存在することが示された。
　次に，信仰と犯罪との関係に基づいて宗教犯罪群を2つの群に分けた。信仰と犯行が無関係であった亜群では統合失調症と物質誘発性障害が高い割合を占めた。この亜群では全例が幻覚や妄想に基づいて犯罪を行っており，人格傾向は犯行にわずかな影響しか与えていなかった。この亜群のほとんどの事例は心神喪失相当と判断された。信仰が犯行に関係していた亜群には，(1) 教義の誤解に基づく犯罪と (2) 反社会的教義に基づく犯罪，の2つの犯罪タイプが含まれる。前者ではⅠ軸診断が犯行動機に密接に関係することが見出された。このタイプは全例が社会適応的教団の信者であり，心神喪失あるいは心神耗弱相当と判断された。後者の群では犯罪に対する人格の関わりが顕著であった。このタイプの犯罪は宗教団体により引き起こされており，これらの対象者は心神耗弱相当あるいは完全責任能力と判断された。
　我々が精神鑑定を行った数例では，犯行動機を追加ないし加工していたことが見出され，本論ではこれを「事後的宗教化」と名づけた。我々のデータからは，このタイプには人格障害と精神遅滞が多いことがうかがわれた。
　本論では，宗教関連犯罪が，(1) 個人病理的側面に関わる犯罪，(2) 集団病理的側面に関わる犯罪の2つに分けられることを示した。それぞれの

タイプの犯罪の予防策について考察した。

　宗教関連犯罪の事例数は多くないため，本研究では充分な統計解析を行うことができなかった。今後は事例数を増やした，より大規模な調査が必要であろう。また，本論のデータは，20年にわたりひとつの地域で行われたほぼ全例の精神鑑定例を網羅する貴重なものであるが，このデータが全国の犯罪傾向をそのまま反映しているかどうかは不明である。全国規模でこのような調査が行われることが望まれる。

　このような研究上の限界はあるものの，筆者が知る限り，本研究は宗教関連犯罪事例を蓄積し数量的にデータを解析した初の試みである。この研究は宗教関連犯罪のいくつかの面を明らかにし，この種の犯罪の予防策を打ち立てるための有用な指針を示すものとなろう。

附　記

　本論文は，オウム真理教事件の記憶がまだ生々しかった1999年に発表された。サンプルサイズは小さいが，それ以前には宗教関連犯罪に統計的にアプローチした研究はなかったし，その後もこの領域の実証的研究は発表されていないので，宗教犯罪を考える上での参考資料としての価値は今でも失われていないと自負する。

　本研究にあたっては筑波大学精神保健グループの精神鑑定事例データベースを活用した。そのほとんどは小田晋先生が手がけられた鑑定であり，残る一部は佐藤親次先生の鑑定であった。両先生にはあらためてお礼申し上げます。

　犯行動機と宗教的信念／体験との関連の面から宗教関連犯罪の分類を試みた論文であったが，A群とかB群という無味乾燥な名称が小田先生のお気に召さず，各群にキャッチーな呼称をつけるように言い渡されていた。結局，筆者はこの課題を果たすことができなかったが，岡田幸之先生がBirnbaumの構造分析になぞらえて，この分類を「犯行像形成的（criminoplastic）」と「犯行成因的（criminogenic）」と整理し直してくださった（岡田幸之ほか：多文化社会の宗教と犯罪．臨床精神医学28：523-527, 1999.）。

　宗教病理と犯罪との関係に関する総説は，拙稿「宗教と犯罪」（松下正明総編集：司法精神医学3　犯罪と犯罪者の精神医学．pp.180-187, 中山書店, 2006.），小

田晋『宗教と犯罪』青土社, 2002. などを参照していただきたい。

文　献

1) American Psychiatric Association : Diagnostic and Statistical Manual of Mental Disorders. 4th edition. American Psychiatric Association, Washington D.C., 1994.
2) Burton-Bradley, B.G.: Cannibalism for cargo. J. Nerv. Ment. Dis.. 163 : 428-431, 1976.
3) Committee on Psychiatry and Religion, Group for the Advancement of Psychiatry : Leaders & Followers: A Psychiatric Perspective on Religious Cults. American Psychiatric Press, Washington D.C., 1992.
4) Ellis, L., Thompson, R.: Relating religion, crime arousal and boredom. Sociol. Soc. Res., 73 : 132-139, 1989.
5) Field Jr, W. E., Wilkerson, S.: Religiosity as a psychiatric symptom. Perspect. Psychiatr. Care. 11 : 99-105, 1973.
6) Frenquist, R.: A research note on association between religion and delinquency. Deviant Behavior 16: 169-175, 1995.
7) Heimann, H. : Religion und Psychiatrie. In Psychiatrie der Gegenwart Bd. III, Soziale und angewandte Psychiatrie. pp.471- 493, Springer-Verlag, Berlin/Göttingen/Heidelberg, 1961.
8) Hinnells, J. R.(ed) : A New Dictionary of Religions. Blackwell, Oxford, 1995.
9) 石垣達也，星野良一，大原浩一：宗教妄想と関連して夫を殺害した心因反応の1例. 臨床精神医学 21(11) : 1771-1775, 1992.
10) Kaufman, M. R. : Religious delusions in schizophrenia. Int. J. Psychoanal., 20 : 363-376, 1939.
11) Lester, D. : Religiosity and personal violence : A regional analysis of suicide and homicide rates. J. Soc. Psychol., 127 : 685-686, 1987.
12) Lester, D. : Religiosity, suicide and homicide : A cross-national examination. Psychol. Rep., 71 : 1282, 1992.
13) Lhermitte, J. : Vrais et faux possedes. Librairie Artheme Fayard, Paris. 1956.
14) Meissner, W. W.: The phenomenology of religious psychopathology. Bull. Menninger Clin., 55 : 281-298, 1991.
15) Middendorff, W. : Die Kriminalität religiöser Sekten. Acta Crim. Japon. 31 : 1-8, 1965.

16) 国家公安委員会警視庁(編):平成9年版警察白書. 日経印刷, 東京, 1997.
17) 小田　晋:宗教の犯罪精神医学的側面－犯因および犯罪抑止要因としての宗教に関する犯罪精神病理学的考察. 犯罪学雑誌 62(3): 70-81, 1996.
18) Okada, T., Satoh, S., Morita, N., et al.: Cultural anthropology approach to psychopathology of musulim murderer. Jpn. J. Psychiatry Neurol. 48 : 71-75, 1994.
19) 法務省法務総合研究所(編):平成9年版犯罪白書, 日経印刷, 東京, 1997.
20) Rosen, I. M., Farnell, R. K. : Religion and the chronic psychotic. J. Pastoral Care, l6. 1962.
21) Schneider, K. : Zur Einführung in die Religionspsychopathologie. Mohr (Paul Siebeck), Tübingen, 1928.
22) Weitbrecht, H. J, : Beiträge zur Religionspsychopathologie, Scherer, Heidelberg, 1948.

4. 放火癖
―― 診断, アセスメント, 治療 ――

はじめに

　我々臨床家がたとえば統合失調症について語るとき, 自分の経験を通じてその典型的な病態を思い起こすことができる。典型的症例の臨床経験があればこそ非定型症例に関する開かれた議論も可能となる。しかし, 放火癖 pyromania について, そのレファレンスとなるべき典型的病態の経験をもつ臨床家がどれほどいるだろうか。筆者の私見では, 従来の事例報告や臨床研究を概観する限り, 議論の余地なく放火癖と診断しうる, いわば中核的事例は見当たらず, 亜型や辺縁的症例を素材に報告者各々が放火癖という疾病概念に対してどのような態度をとるか, その信条告白が連ねられているにすぎない。

　本章では, 放火癖の概念の成立と展開を歴史的に振り返り, 現在の放火癖の診断にともなう問題点を指摘し, 最後に臨床的な事柄を 2, 3 述べたい。

1　19 世紀の放火癖概念について

　放火癖の概念の起源は 19 世紀に遡ることができる。中田[10]は, Henke, Jessen 等の文献を繙きながら放火癖概念の歴史を詳述し, Henke が放火癖を 1 つの疾病として概念づけたことや, Marc が放火モノマニーとして pyromanie の語を提唱したこと, Meckel が放火に対する本能的欲動を放火欲動と呼んだことなどを明らかにしている。ここでは, モノマニー概念の提唱者である Esquirol, E. の記載をもとに, 当時, 放火癖がどのように理解

されていたかを素描してみよう。Esquirol は，その著書 "Maladies Mentales"（1838）の放火癖の章の中で，「自分はそのような症例を観察したことはないが」と断った上で（！），Marc, Platner, Henke の事例記載を紹介している[3]。

　Marc は，嫉妬心と復讐心から放火した女性，待遇に不満をもち仕事から解放されるために放火した召使いの少女，犯行の隠蔽目的に火を放った犯罪者のほか，精神病者がせん妄状態下や幻覚・妄想に基づいて放火した事例をも放火癖として報告している。

　Platner が記録した事例は，2 回の放火を行った召使いの女性であり，絶えず嫌がらせをする内なる声に命じられるまま火をつけたものである。この症例は 4 歳からのてんかんの病歴があり，2 度目の放火の数日前に発作があった。

　Henke が報告したのは，以下のような事例である。ダンスで高揚した召使いの少女が帰宅後に突然，強い放火衝動にとらわれ火をつけたもので，放火の 3 日前から不安にとらわれていた。この少女は，火を目撃するとそれまで感じたことのないような喜びを覚えていた。また，内的な衝動の高まりから複数回の放火を行った 22 歳の女性の例では，恋人と会えない時期が続くと放火衝動の高まりを覚えていた。4 ヵ月の間に 16 件の放火を繰り返した 18 歳の車大工見習いは，常に硫黄を含ませたスポンジを持ち歩いていたが，彼は炎が燃えひろがると強い喜びを覚え，その喜びは鐘の音，人々の嘆きや混乱によって倍増するのだった。

　これらの事例記載を紹介しながら，Esquirol は「燃やすことへの本能的欲求を特徴とするモノマニーが存在することは自明である」と結論づけているのだが，これをみる限り，Esquirol が指す放火癖はかなり雑多な症例を含んでおり，到底，単一の疾患の存在を根拠づけるものとは考えられない。モノマニー概念先にありきの印象は否定できず，19 世紀中頃には，モノマニー論の凋落とともに放火癖は思弁の産物とされてその存在を否定されていった。

2　今日の放火癖概念について

1　放火癖の復権

19世紀に一度は顧みられなくなった放火癖は，20世紀前半の北米で復権した。力動精神医学の隆盛と軌を同じくして，放火衝動および反復的放火行動を性的衝動と関連づける精神分析的見解が優勢となった。Stekel, W[14]は一次的な放火本能は存在せず性的本能のみが放火衝動の源であると述べ，Warner, G.L.[15] は放火欲動を自慰の無意識の置き換えや性愛的な形をとった母親固着の欲求の表現と解釈した。

20世紀半ばには，Lewis, N.D.C. と Yarnell, H. による有名なモノグラフ[8]が出版された。Lewis らは放火癖を「実際的な動機なく，その行為によって物質的な利益も伴わない，ある種の感覚的な満足を得るためだけの放火」と定義し，688名の放火癖者を対象に調査を行った。しかし，Lewis ら自身が認めているようにこれは雑多な群であり，うっ憤晴らしの放火やアルコール性の妄想症者による復讐としての放火までをも含んでいる。Lewis らによれば，抵抗不能の衝動とは自己顕示欲であり，力と社会的名声への渇望が消防士への同一化の願望に転化したものであるという。いずれにせよ，その語が指示する対象の実体が不明瞭なまま放火癖の名称が定着していったようである。

その後，DSM の刊行・改訂の中でも，放火癖の扱いは二転三転した。DSM-I (1952) では補助的診断の扱いとされ，DSM-II (1968) からは完全に姿を消したが，DSM-III (1980) では特定不能の衝動制御障害として採用され，DSM-III-R, DSM-IV に引き継がれている。

2　DSM-IV-TR の定義に対する懐疑

DSM-IV-TR における放火癖の診断基準を表1に示す。ここには，放火行為の反復，行為直前の緊張感・興奮と放火後の満足感・解放感，火への魅了などの特徴が明示され，臨床単位としての放火癖の病像が輪郭づけられている。

表1　DSM-IV-TR の放火癖の診断基準

A. 2回以上の意図的で目的をもった放火
B. その行為直前の緊張感，または感情的興奮
C. 火災とそれによる状況（例：消火の設備，使用，結果）に魅了される，興味をもつ，好奇心をもつ，または引きつけられること
D. 放火したときの，または火事を目撃したり，またはそこで起こった騒ぎに参加したりしたときの快感，満足感，または解放感
E. 放火は金銭的利益，社会政策的なイデオロギーの表現，犯罪行為の隠蔽，怒りまたは報復の表現，生活環境の改善のため，妄想または幻覚に反応したもの，または判断の障害（例：認知症，精神遅滞，物質中毒）の結果として行われるものではない
F. 放火は，素行障害，躁病エピソード，または反社会性パーソナリティ障害ではうまく説明されない

　Doley, R.[2] は，かつては用語の誤解や混乱のため放火癖は過剰診断されていたが，近年では臨床的診断基準の導入およびその精度の向上により是正されたため，報告される有病率が低下したという。しかし，Horley, J. ら[6]は，DSM-IV-TR を用いても有病率の報告にばらつきがあると指摘し，主にサンプリングバイアスと評価者の臨床経験や診断のトレーニングの問題であるとする。筆者も，操作的診断基準の使用が直ちに診断レベルの均質化につながるとは期待しがたいと考えている。次の症例がその好例である。
　ブルースは6歳の男児である。ここ2年間，火をつけることに魅せられ，1年半に数回の放火をしている。これまでベッドのシーツやごみ等に火をつけ，そのたびに母親は火の危険性を教えたり，罰を与えたりしていた。3週間前には，ガスの炎でふきんを燃やそうとしたり，発泡スチロール製の箱にライターで火をつけ穴を開けたりした。受診の3ヵ月前に一家は引っ越しをして以前の友だちと離れてしまった。それ以後，学校が楽しくない，退屈だと不平を言う。学校では，可愛らしい，頭の良い従順な子という評判をとっていた。ブルースは，「頭の中にいる人が，そうするように言った」から火をつけたと言う。その男は音（"ブルル"）をたて，それをブルースは「火をつけろ」という命令と解釈した。ブルースが母に対して怒ったときに，母に対する報復として火をつけるようである。放火のほかに攻撃

的行動，反社会的行動の既往はない．

　これはDSM-IV-TRケースブック[12]に放火癖として掲載されている事例であるが，この診断には異論を挟む余地が少なくないように思われる．
　まず，ケースブックの著者も認めているように「その行為の直前の緊張感や感情的興奮」が確認されない．この点，ケースブックは「主観的体験を非常に年少の子供で明らかにするのは容易でないことが多い」と弁明しているが，放火癖が衝動制御障害に位置づけられる以上は，放火に対する衝動の自覚は不可欠の要件ではないだろうか．年少の子どもでは言表されることが少ないなら，年少の子どもに放火癖の診断を下すことには慎重であるべきだろう．これでは小児の弄火を放火癖から区別することは困難である．
　また，少年の説明によれば，放火は幻聴に反応したものである．もちろん，この「男の命令」を6歳児なりの自我異和的な放火衝動の表現とみなすことも可能ではあるが，その鑑別は十分になされているとは言い難い．さらに，この少年の放火が母に対する怒りの表現や母への報復として行われているらしい点は「怒りまたは報復の表現」の除外基準に抵触しないだろうか．
　ここではこの少年に対する放火癖の診断の妥当性を論じることが主旨ではない．放火癖のような稀な現象に対しては，操作的診断基準を用いても個々の診断項目に評価者の解釈が入り込みやすく，必ずしも診断の精度が保証されるわけではないことを指摘したいのである．
　次に，放火癖の鑑別が問題になった自験例を提示する．

〔事例1〕20代後半，男性
　小学・中学を通じて成績は下位．定時制高校生の頃から，嫌な気分や苛々した気分になるとこれを晴らすため放火をするようになった．高校2年時，教師に叱られ腹が立ったことから憂さ晴らしに近所の家屋に放火し，逮捕され少年院送致となった．成人後も飲酒して酔うと，日頃募らせていた不満を思い出してはこれを忘れるため放火することを繰り返しており，

累計20件以上に及ぶという。
　居酒屋で飲酒するうち終電を逃し，店主が勧めるまま店内で仮眠をとろうとしたが，そのころ知人からもらえるはずの現金の支払いを受けられず不満を募らせていたことを思い出し，不満を解消するため居酒屋の店舗に放火した。
　その9ヵ月後，他人の車を壊したことから不当に高額の修理代を請求されており，その金を用意できずイライラした気持ちになっていた。その苛立ちを解消するために放火を決意し，人目につかない駐車場に停車中の車両に火を放った。一度現場を離れ，火が燃え広がった後に戻ってきて野次馬として火事見物をしていたところを逮捕された。
　いずれの放火においても本人は酩酊していた。酔うと気が大きくなって火をつけることに対して抵抗がなくなるという。鑑定時の知能検査では知能指数53と測定された。

〔事例2〕30代，男性
　てんかんの既往があるが，中学以後，発作はないという。会社の先輩に使い走りをさせられたり，酒を強要されたりしていたが反抗できず，怒りや不満を募らせ，先輩を困らせてやろうという気持ちと，住居がなくなれば先輩もいなくなるだろうとの考えから先輩の自宅に放火した。火をつけたときは，そのことによって気分が高揚し，今までのことを忘れられるような感じがしたという。
　その2年後，当時勤め始めた会社で仕事を覚えられず，周囲から叱責される日が続きストレスが溜まっていた。自分のアパートが火事になれば仕事に行かなくて済むと考え，アパートの倉庫に放火した。火をつけたことによって気分が和らぎ解放感を覚え，消防車が出動し野次馬が集まってきたことに喜びを感じた。その2日後，出社したくないという思いに加え，前々日の放火によって嫌な気分を忘れた体験から，アパートの空き部屋に再び放火した。放火直前には緊張感と不安感があったが，放火直後にはこれらの気分は解消し，解放感を覚えた。その1ヵ月後，イライラしていた

ことから憂さ晴らしのために，空き部屋のポストに溜まっていた紙に火をつけた。燃え広がることはなかったが，火をつけたこと自体に満足し楽な気分になったという。その1週間後にも仕事の失敗を叱責された怒りを晴らすために自室に火を放った。

事例1は高校時よりうっ憤晴らしの放火を繰り返した知的障害者で，成人してからは酩酊が放火を促進するようになった。事例2では，放火は職場の人間関係や仕事上の困難を背景として行われている。当初は怒りの対象への意趣返しや欠勤の手段として放火に及んでいたものが，火をつけた際に気分が高揚し，嫌なことを忘れた体験を得て，のちには快気分を求めて放火を繰り返すようになっている。

ともに怒りや不満を解消するための放火を繰り返しているが，このような動機は，従来，放火癖として報告されてきた事例の大多数でも認められる。しかし，本人が不快気分の解消を期待して放火を実行したとなれば，これは合理的な動機のある積極的な放火であり，放火癖を特徴づけるはずの「抵抗不能の放火衝動」とは相容れない（中谷[11]はこれを「放火癖の定義に内在するアンチノミー」と表現した）。また，DSMでは，放火癖の診断のためには放火が「怒りまたは報復の表現」ではないことが求められており，この点でも両事例を放火癖と診断することは適当ではないだろう。しかし，そもそも不快感情が先行せず，純粋に放火欲動のみによって行われる放火がどれほどあるのだろうか。

また，事例1のように放火時に酩酊している事例は少なくない。DSMの文章を字句通り受け取れば，放火癖が否定されるのは「判断の障害」を生じるほどの重度の中毒下に限られると解されるが，いかなる程度であれ酩酊下の放火は放火癖に該当しないと理解する者も少なくない。前者の見解をとっても，放火癖が否定されるほどの「判断の障害」が具体的にはどの範囲を指すかは不明瞭である。DSMにおける急性中毒の除外基準は見直す余地があるとするLindberg, N. ら[9]の問題提起には一理ある。

中田[10]は「一見，動機が乏しいような放火行為も，よく調べると，火の喜び，悪戯，不満の発散などの動機が存在することが確認されることが

しばしばである。こういう場合は，筆者にとって動機が確認されたと考えられ，放火本能といったものを問題にする必要はあまりなくなる」「一次的な放火本能が存在するかどうかについて，意見を述べることはできない」と述べて，放火癖の診断には慎重な姿勢をとっている。一方，山上[16]は放火癖の診断を比較的広くとる立場をとり，放火癖の事例として，酩酊下においてストレス発散の目的で放火を繰り返す精神遅滞者や酩酊による抑制力低下と自棄的気分の高まりから放火を繰り返す男性を提示している。山上は，環境の多様さや個人の心理状態の変化により放火癖を有する者でもつねに典型的な形で犯行に及ぶとは限らないと言う。

　犯罪精神医学が実践の学であろうとするならば，診断基準の過度に厳密な適用を目指すあまり診断概念が有名無実化することは好ましくない。しかし，一方，拡大解釈を前提としなければ該当する事例を見つけられないような診断基準や診断概念に実効的な存在意義はあるのか，という批判もまた成り立ちうる。放火癖 pyromania やその類語 (pyrolagnia, pyrophilia) は，臨床でも法廷でも，問題の整理よりはむしろ混乱をもたらすと Horley, J. ら[6]は苦言を呈する。

　この節の最後に，Grant, J. E. ら[5]よる興味深い指摘を紹介しておきたい。DSM-IV-TR の基準 A は原文では "Deliberate and purposeful fire setting on more than one occasion" である。Grant, J. E. らは，犯罪としての放火を指す arson ではなく，単に火をつけることを意味する fire setting の語が用いられていることに注意を向ける。少なからぬ放火癖患者が arson（放火犯罪）ではなく自宅や庭などコントロールされた状況での fire setting（火つけ）を行っているが，従来の研究のほとんどは放火犯を対象としているため，このような軽症例を見過ごし有病率を低く見積もっているだろうと言う。そして，pyromania は，放火者 arsonists の反社会的行動よりも，その他の衝動制御障害に現象的に類似しているという。この Grant, J. E. らの見解は，司法精神医学的関心からのみ語られがちな放火癖に関する臨床的見地からの指摘であり，従来の議論の盲点をつくものである。わが国でも，犯罪を含意する「放火」という語を用いた DSM の訳文や訳語も見直しが必要か

もしれない。

3　アセスメントと治療

　放火癖も含めてモノマニー概念は，主に司法の要請に沿って発展したものであり，治療面での有用性は乏しい。臨床的には放火癖の診断に該当するか否かに拘泥せず，反復的放火に対する方策を講じることが現実的である。

　Jackson, H. F. ら[7]は，通常の小児に見られる火への魅惑や火遊びと，放火に対する親，仲間，社会などの反応が放火癖の形成における重要な要因であると論じ，反復的放火行動に関連する個人心理的，社会環境的諸要因をシェーマ化した（図1）。これは放火が個人と環境との相互作用の中で行われることを示し，臨床的に重要な視点を提供する。

　放火のリスクアセスメントツールはいくつか開発されているが，どのように評価するかに多少の違いはあれ，どの点を重視するかについてはおおむね一致している[13]。若年放火者に対する介入プログラムであるマサチューセッツ連携モデル（Stadolnik, R.F.[13]）では，アセスメントの要点として，1) 過去の放火歴（始期，連続性など），2) 放火の態様（関与の隠匿や最小化があるか，住人に警告をしたかなど），3) 火事に関する知識（火事の定義，危険性など），4) 家族機能（本人の行為への憂慮，適切な介入的行動の有無，専門家への相談の有無など），5) 行動面の問題（犯罪歴，暴力／攻撃的行動の有無，衝動性の程度など），6) 感情面の問題（苦痛，孤独，不安，抑うつなど），7) 知的／学業面の問題（知能指数，学習能力など）を挙げている。

　また，Gannon, T. A. ら[4]は，放火が暴力に根ざしている場合や他の暴力的犯罪の一部として放火が行われている場合には，暴力のリスクアセスメントツールであるHCR-20が暴力的放火の再発予測に有効であるとし，一方，暴力性の低い放火犯に対してはFire Interest Scale（Murpy and Clare, 1996）やFire Attitude Scale（Muckley, 1997）の使用を推奨している。

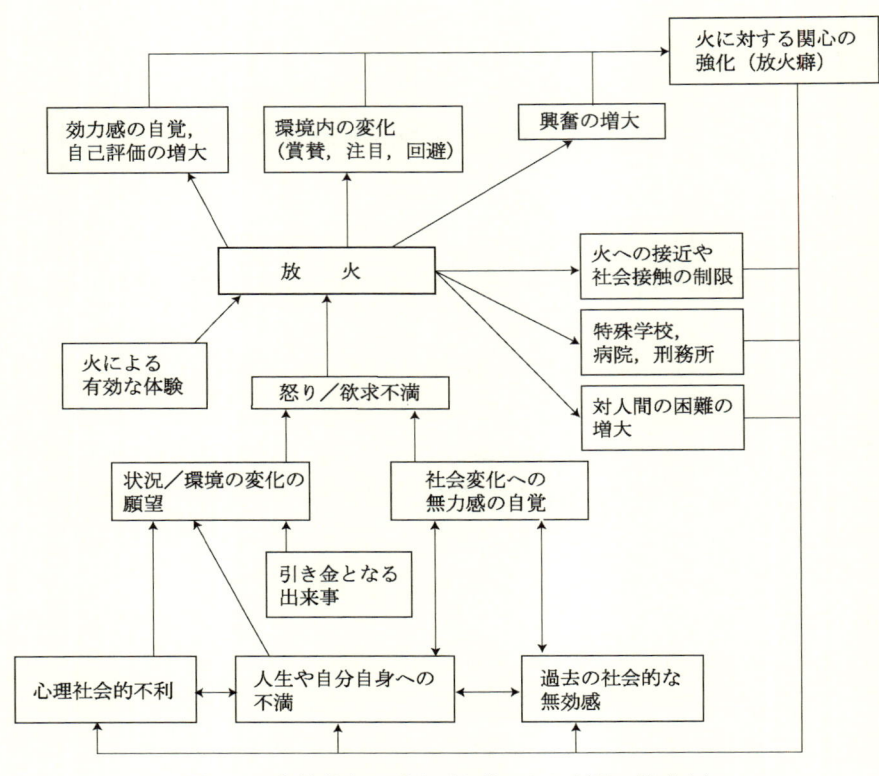

図1 反復的放火の形式（文献7より引用，筆者訳）

　現在行われている治療的取り組みの大部分は，成人よりも若年を対象としたものである。放火累犯の多くは，コミュニケーション能力や社会的能力が乏しく，ネガティブな感情を適切に表出する方法を知らないために火をつけるのだと考えられる。これより放火につながりやすい出来事や気分を同定・認識し，そのような出来事や気分が見出されたら，放火行動を起こす前に，より適応的に感情を表出する行動に置き換える訓練を行うことが有用であるとされる。成人に対しては，怒り，自己評価，火をつけることに対する態度などに焦点を当てた認知行動療法の有効例が報告されている[6]。

薬物療法は，精神療法や行動療法と併用されることが多い。セロトニンレベルの低下が中脳辺縁系の抑制作用を妨げ，抑制の統制が失われるとドパミン系とオピオイドの報酬が放火のような攻撃行動を強化する。SSRI はこのような報酬系を阻害し，攻撃行動の減少をもたらす。また，topiramate は中脳辺縁系のドパミン機能を調節すると考えられており，放火癖のような行動嗜癖に有効とされる[6]。

Grant, J. E. らの調査[5]では，DSM-IV の放火癖の診断に該当する21名のうち，14名が精神科治療を受けていたという（放火癖を標的症状とした治療を受けていたのは2名）。精神療法を受けた8名のうち1名のみが放火癖症状の軽減を示した。なお，放火について治療者に申告していたのはこの1名のみであり，認知行動療法が行われていた。また，14名全員が投薬をされており，6名が放火衝動の高まりや行動化の面で，部分的ないし完全な寛解を示した。薬効がみられた症例では，topiramate, escitalopram, sertraline, fluoxetine, lithium が用いられていたという。

おわりに

本論では主に放火癖の診断に伴う問題点を略述した。この問題点はつきつめて考えれば「衝動」とは何かという問題に行き着くが，この点はあらためて別の機会に論じたい。

文　献

1) American Psychiatric Association : Diagnostic and Statistical Manual of Mental Disorders, 4th edition. Text Revision. APA, Washington, D.C. 2000.（高橋三郎, 大野裕, 染矢俊幸訳：DSM-IV-TR 精神疾患の診断・統計マニュアル. 医学書院, 東京, 2002.）
2) Doley, R.: Pyromania. Fact or Fiction? Br. J. Criminol., 43: 797-807, 2003.
3) Esquirol, E.: Maladies Mentales. Baillière, J-B., Paris, 1838.
4) Gannon, T.A., Pina, A.: Firesetting: Psychopathology, theory, and treatment. Aggress. Violent Behav., 15: 224-238, 2010.

5) Grant, J.E., Kim, S.W.: Clinical characteristics and psychiatric comorbidity of pyromania J. Clin. Psychiatry, 68: 1717-1722, 2007.
6) Horley, J., Bowlby, D.: Theory, research, and intervention with arsonists. Aggress. Violent Behav., 16: 241-249, 2011.
7) Jackson, H.F., Glass, C., Hope, F.: A functional analysis of recidivistic arson. Br. J. Clin. Psychol., 26: 175-185, 1987.
8) Lewis, N.D.C., Yarnell, H.: Pyromania-Pathological Firesetting. Nervous and Mental Disease Monographs. Coolidge Foundation, New York, 1951.
9) Lindberg, N., Holi,M.M., Tani, P. et al.: Looking for pyromania : characteristics of a consecutive sample of Finnish male criminals with histories of recidivist firesetting between 1973 and 1993. BMC Psychiatry, 5: 47, 2005.
10) 中田　修 : 放火の犯罪心理. 金剛出版, 東京, 1977.
11) 中谷陽二 : 病的放火とピロマニア. 臨床精神医学 25: 813-817, 1996.
12) Spitzer, R.L., Gibbon, M., Skodol, A.E. et al (eds.): DSM-IV-TR Casebook. American Psychiatric Publishing, Inc., Arlington, 2002.（高橋三郎, 染矢俊幸訳 : DSM-IV-TR ケースブック. 医学書院, 東京, 2003.）
13) Stadolnik, R.F.: Drawn to the Flame: Assessment and Treatment of Juvenile Firesetting Behavior. Professional Resource Press, Sarasota, 2000.
14) Stekel, W.: Peculiarities of Behavior Vol. 2 — Disorders of the instincts and the emotions. The Parapathiac Disorders. Boni and Liveright, New York, 1924.
15) Warner, G.L.: A few representative case of pyromania Psychiatr. Q., 6: 675-690, 1932.
16) 山上　皓 : 放火と放火癖. 臨床精神医学 34: 159-164, 2005.

5. 盗みと窃盗癖

はじめに

　窃盗癖 Kleptomania は衝動に抗しきれずに窃盗行為を反復する障害である。このような障害が精神医学的な問題として知られるようになったのは19世紀前半であった（事件の記録としてはもっと古いものもある[19]が）。Seguier, H. の論文[35]によれば，1816年，Matthey, A. が「必要もなく，すなわち災難や放らつな生活の結果として生じる貧窮による差し迫った要求もなしに物を盗む傾向」を Klopémanie として記載し，1840年，Marc, C.H. がこれに Kleptomanie の語を与えたという。社会的立場も経済的余裕もある人間が不必要なものや価値の乏しいものを盗むという現象の奇妙さは，当時から精神医学者だけではなく社会の好奇心をも喚んだようであり，この障害の存在は広く知られるようになった。Zola, E. の「ボヌール・デ・ダム百貨店」[39]は，19世紀半ばに誕生したデパートを舞台に近代的消費と欲望の諸相を描いた小説であるが，作中，デパート店主ムーレは万引き犯の分類を論じ，プロの泥棒，妊婦と並べて万引き狂を挙げている；「それは異常な欲望で，ある精神科医がデパートの誘惑によって引き起こされた急性の症状を認め，新しい神経症の1つとして分類したものだ」。この記述は，"万引き狂"の存在が当時から知られていたことを示すと同時に，それが誘惑によりかきたてられた欲望の表現とみられていたことも示しているのであり，さらに言えば，そこには強い誘惑と押し寄せる欲望に負けて不道徳なことに手を染めるのは弱く劣った女性である，という含意がある。Abelson, E. S.[1] は19世紀後期の米国での万引きに関する言説をもとに，

ジェンダーと階級という2つの焦点をめぐる社会の意識が交錯したところに病的窃盗という現象がクローズアップされた過程を描き出した。彼女は，万引きに中流階級女性の集団的アイデンティティの一部という文化的意味づけがなされ，さらにそれに対して医師が"女性の生来的な劣等性から生じる身体と心の病気"という科学的なお墨付きを与えたことを指摘している。

この障害をこのような社会文化的文脈で理解する視点は，今でもしばしば垣間みられる。ときに「中年の女性」が病的窃盗の典型像のように語られるが，これはBradford, J. & Balmaceda, R.[5]によれば，万引き犯の中でも精神鑑定を受けた亜群を反映しているにすぎないという。

1　文献的展望

まず，病的窃盗に関する最近の知見を整理すると，国内の論文は少なく，中田ら[31]，田口ら[36]，風祭[22]による鑑定例，飛谷[37]による治療例の報告がみられる程度である*註。そのため，ここでは海外の研究を中心にまとめる。

1　疫　学

障害の性質上，本人が自発的に医療機関を訪れることは稀であり，また，窃盗が発覚しても障害の存在を疑われずに単なる累犯窃盗として処理されてしまうことが多いことなどから，その実態を正確に把握することは困難である。Durst, R.ら[8]は，一般人口中における病的窃盗の有病率は1,000

＊註　本章執筆当時（2005年）は病的窃盗に関する日本語文献はきわめて少なかったが，この10年間，この問題への関心が高まり，とくに嗜癖・依存臨床からの発言が目立っている。主なところでは，『アディクションと家族』誌が，「クレプトマニア」（23巻3号，2006年），「クレプトマニアと摂食障害」（26巻4号，2010年），「クレプトマニア再考」（29巻3号，2013年）と3度にわたって特集を組んでいるほか，竹村道夫監修『彼女たちはなぜ万引きがやめられないのか？』（飛鳥新社，2013）が出版されている。しかし，残念ながら犯罪精神医学からの反応はいまだ鈍いと言わざるをえない。

人中6人であり，万引き犯の0〜8％が相当すると記している。

性差については，女性に多いことが古くから指摘されているが確実な証拠はない。報告例の70〜80％が女性であるが，Goldman, M. J.[10),11)]は女性の報告例が多い理由として，次の2通りの説明をあげている。1つは，女性万引き犯の方が男性よりも障害の存在を疑われやすく，そのため高率に精神鑑定が行われる結果，障害を同定されることも多くなる，というものであり，もう1つは，症状発現の男女差による説明である。すなわち，衝動制御の障害は男性では放火癖，間欠性爆発性障害のようなより攻撃的な形態をとり，女性では抜毛癖，窃盗癖のような破壊性の少ない形で顕れるという。

窃盗癖は比較的社会的地位が高く裕福な者に多いと言われてきた。Bradford, J. & Balmaceda, R.[5)] の研究でも，高度な専門職にあり経済的にも裕福な者が多いという結果が示された。しかし，Sarasalo, E. ら[34)]の調査では，フルタイムで稼働をしていたのは対象者の半分にすぎず，所得も総じて低いという対照的な結果が出されている。これには2つの理由が考えられる。1つは，前者が触法精神障害者との比較であるのに対して後者が一般人口との比較であること，もう1つは，前者の対象者が逮捕され精神鑑定を行われた群であるのに対して後者の対象者は広告の呼びかけに応じて自発的に調査に参加した群であること，である。

発症時期は20歳前後であることが多いとされる[33)]。Goldman, M. J. は女性例の平均発症年齢は20歳前後であるが，男性例の発症年齢は不明であると記している[11)]。高齢発症の報告例もある[30)]。経過は多くの場合，長期化し，平均で十数年に及ぶ[29)]。

2 成　因

かつては精神分析的解釈が優勢であり，特に性的欲動と結びつける見解が有力であった。この立場からは，盗むことは"禁じられたことをこっそり行うこと"である点で性的行動と等価であり，満たされなかった幼児性欲の満足を代理的に獲得するために盗みを行うと解釈される。また，盗ん

だ対象物をフェティシズムから理解する考え方や，窃盗行為を性倒錯の類似症状とみなす考え方もあるが，これらに対しては，性的異常を伴うとその点が強調されやすいというバイアスによるものではないかという懐疑的な意見が出されている[10]。病的窃盗者にはしばしば強い罪責感がみられることから，異常に肥大した超自我の影響を考慮する見方もある。すなわち懲罰欲求を満たすために盗みを行うというのであり，実際，盗んだ品物を用いて自分を罰していた例もあるという。対象関係論的観点からは，愛や喜びの対象の喪失に対する象徴的代償とみなされる（loss-substitution-by-shoplifting hypothesis）。飛谷[37]は，自験例中にみられた万引き行動を，対象喪失の恐怖とそれにともなう憎悪や羨望，無力感といった情緒への防衛と意味づけて考察している。

家族要因については，一親等親族に精神科的既往が多いことが知られている。特に気分障害，アルコール症，窃盗癖がみられることが多い[16,29]。アルコール症患者の子ではしばしば行動上の抑制が低いことが知られているが，このことが病的窃盗の症状発展に何らかの関係を持っている可能性も示唆されている[16,29]。一方，生育環境要因については，親の養育・保護が乏しいことが指摘されている[15]。また，Goldman, M. J.[10]は，少女期に性的虐待を受けた女性にみられる抑うつ症状，性的放縦さと禁欲，不安定で歪んだ対人関係などの諸特徴が，病的窃盗の患者にも多く認められることを指摘し，幼少期の性的／身体的トラウマの影響に注意を向けている。しかし，病的窃盗の形成における遺伝的影響や環境要因が果たす役割はまだ十分に検討されているとは言い難い。

器質的病変との関連を示唆する報告も少なくない。Goldman, M. J.[10]の総説を参考にすると，これまで左前頭部，右頭頂〜側頭部の低輝度の病変，前頭部の皮質の萎縮，右頭頂部の腫瘍などの所見を伴う症例が報告がされていると言う。しかし，これまでのところ，特異的な関連部位は同定されておらず，病変と窃盗症状の連関も不明である。むしろ，生物学的観点から注目すべきなのは，セロトニン系の活性低下である。Marazziti, D.ら[27]は，病的窃盗，身体醜形障害などの患者では強迫性障害と同程度に前シナ

プスのセロトニントランスポーターの機能異常が存在することを見出した。Lepkifker, E. ら[26]は，セロトニン系の異常が，強迫性と衝動性という2つの側面で病的窃盗の症状発現に関係すると考えている。

3 臨床的特徴

病的窃盗の症状には，①物を盗もうとする衝動，②物を盗む行為，③窃盗をする際の解放感，という3つの要素が含まれる。窃盗行為の後には，しばしば罪や後悔の意識をもち，盗品をチャリティに寄付したり，店に万引きへの警戒を呼びかけたりするような代償的行動をとることもある[29]。窃盗行為に対する罪と恥の感覚と衝動の高まりのために，強いストレスを受けている[18]。自発的に受診することは稀であり，司法官の指示により医学的評価（精神鑑定）や治療に至ることが多い。

Grant, J. E. ら[14]は，治療効果の評価を目的として Kleptomania Symptom Assessment Scale（K-SAS）を開発した。これは窃盗に対する衝動や思考を強度，持続，頻度の点から多面的，立体的に把握できるようになっており，病的窃盗以外の衝動制御障害の評価にも応用可能であるという。筆者は，以前にこの尺度を翻訳して紹介したことがある[32]が，ここにあらためて紹介する（表1）。

患者の性格面の特徴としては，社交性の低さ，単調さの忌避があげられている[34]。また，強迫性，依存性，気分易変性，演技性などの人格障害との関連も指摘されている[10]。Grant, J. E. ら[15]は，Cloninger の三次元人格理論に基づいて，病的窃盗患者では新奇希求性と損傷回避性が高く，報酬依存性が低いことを見出し，新奇希求性の高さは衝動性に関係し，損傷回避性の高さは神経症傾向を反映している可能性があると考察している。

しばしば患者は窃盗行為時の状況を回想できないことがあり，解離症状ないし解離傾向の存在が示唆される。Fenichel, O.[9] はとん走様の状態を伴うことを指摘し，kleptomania vera と名づけ診断の重要な根拠とした。また，Bradford & Balmaceda[5]は病的窃盗患者の12%で行為時に解離状態が伴うと記している。Grant, J. E.[13] は解離体験尺度（DES）を用いて，病的窃

表1　Kleptomania Symptom Assessment Scale (K-SAS)

以下の質問項目は，窃盗癖の症状を評価するためのものです。
答える前によく質問をお読みください。

1) この一週間のうちに，ものを盗みたい衝動があれば，それは平均してどのくらいの強さでしたか？　最も適切な数字に〇をつけてください。

```
なし      軽度      中等度      重度      最重度
 |         |          |          |         |
 0         1          2          3         4
```

2) この一週間のうちに，あなたは，何回，ものを盗みたい衝動を感じましたか？　最も適切なものに〇をつけてください。
   ⓪なし
   ①1回
   ②2～3回
   ③数回～頻回
   ④常に，あるいは，ほとんど常に

3) この一週間のうちに，あなたは，何時間，ものを盗みたい衝動にとらわれていましたか？　最も適切な数字に〇をつけてください。

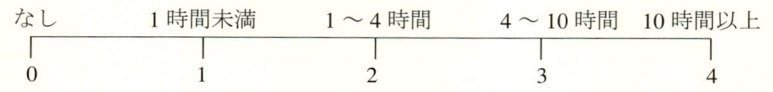

```
なし    1時間未満   1～4時間   4～10時間   10時間以上
 |         |          |          |          |
 0         1          2          3          4
```

4) この一週間のうちに，あなたは，どれくらい，ものを盗みたい衝動を制御できましたか？　最も適切な数字に〇をつけてください。

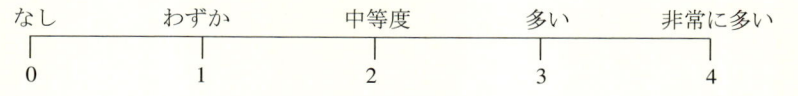

```
なし     わずか     中等度      多い     非常に多い
 |         |          |          |          |
 0         1          2          3          4
```

5) この一週間のうちに，どれくらい，盗みに関する考えが浮かんできましたか？　最も適切なものに〇をつけてください。
   ⓪なし
   ①1回
   ②2～4回

③数回〜頻回
　　④常に，あるいは，ほとんど常に

6) この一週間のうちに，あなたは，およそ何時間，盗みのことを考えていましたか？　最も適切な数字に○をつけてください。
　　なし　　1時間未満　　1〜4時間　　　〜10時間　　10時間以上
　　|─────|─────|─────|─────|
　　0　　　　1　　　　　2　　　　　3　　　　　4

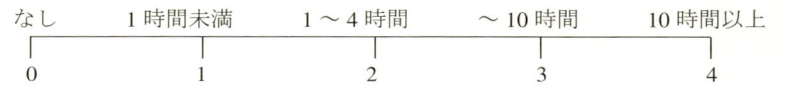

7) この一週間のうちに，あなたは，どれくらい，盗みに関する考えを制御できましたか？　最も適切な数字に○をつけてください。
　　なし　　わずか　　　中等度　　　多い　　　非常に多い
　　|─────|─────|─────|─────|
　　0　　　　1　　　　　2　　　　　3　　　　　4

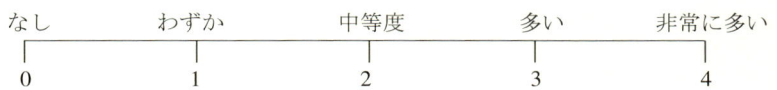

8) この一週間のうちに，平均して，どのくらいの興奮を盗みを犯す直前に感じましたか？　もし，あなたが実際には何も盗んでいなければ，盗みを犯したとしたら感じるだろうと予想される興奮の程度を答えてください。最も適切な数字に○をつけてください。
　　なし　　わずか　　　中等度　　　多い　　　非常に多い
　　|─────|─────|─────|─────|
　　0　　　　1　　　　　2　　　　　3　　　　　4

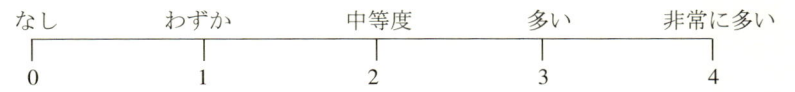

9) この一週間のうちに，平均して，どのくらいの興奮と喜びを盗みに成功したときに感じましたか？　もし，あなたが実際には何も盗んでいなければ，盗みを犯したとしたら感じるだろうと予想される興奮と喜びの程度を答えてください。最も適切な数字に○をつけてください。
　　なし　　わずか　　　中等度　　　多い　　　非常に多い
　　|─────|─────|─────|─────|
　　0　　　　1　　　　　2　　　　　3　　　　　4

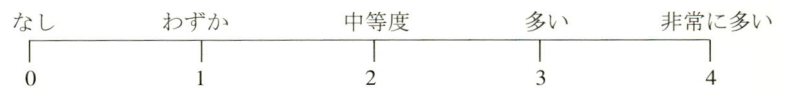

10　この一週間のうちに，盗みのために，どのくらいの感情面の苦痛（こころの痛み，苦悩，恥，罪悪感，当惑）が生じましたか？　最も適切な数字に○をつけてください。

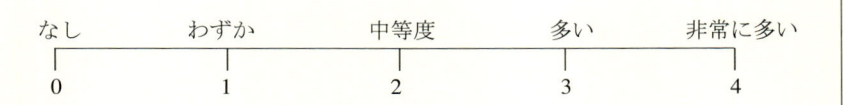

```
      なし        わずか       中等度        多い      非常に多い
       ├──────────┼──────────┼──────────┼──────────┤
       0          1          2          3          4
```

11) この一週間のうちに,盗みのために,どのくらいの個人的な問題(人間関係,経済的問題,法的問題,仕事の問題,医学あるいは健康上の問題)が生じましたか? 最も適切な数字に○をつけてください。

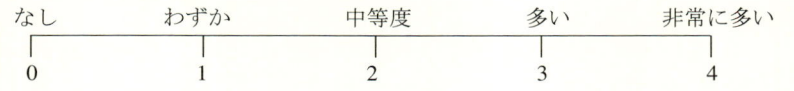

```
      なし        わずか       中等度        多い      非常に多い
       ├──────────┼──────────┼──────────┼──────────┤
       0          1          2          3          4
```

K-SAS は,病的窃盗の症状の重症度を測定するものである。この尺度は改変した形で他の衝動制御の障害に応用できるように作成されている。
最高点 44 点,重症 = 31 ~ 44 点,中等度 = 21 ~ 30 点,軽症 = 8 ~ 20 点

盗患者が健常対象群に比べてより強い解離症状を有することを明らかにした。そして,衝動的自傷行動や摂食障害で解離体験が介在することを参照して,病的窃盗においてもその衝動性が解離傾向と関係している可能性に言及している。

4 Comorbidity と近縁の障害

米国精神医学会の DSM-IV[3] では,病的窃盗は「特定不能の衝動制御の障害」に含められている。WHO の ICD-10[38] では,「F63 習慣および衝動の障害」に含められる。しかし,ある種の障害とは診断カテゴリーを超えて高い comorbidity があることが知られており,病的窃盗の他障害との近縁性や疾病論的位置づけが問題とされている。

その中でも,うつ病との合併は古くから注目されていた。Janet, P.[20] は,うつ状態下で窃盗を行った婦人の症例を報告し,その窃盗行為を,うつにより低下した心的緊張を再び獲得するための手段と解釈した。近年の研究[4),29),34]でも,病的窃盗患者では気分障害の comorbidity が高率であること,

抑うつ尺度が高得点であること[34]が示されている。

また，反復的で抵抗しがたく無意味にみえる行動パターンであるという点，行為が安心感と解放感をもたらすという点からは強迫性障害との関連も論じられている[10]。

このように抑うつ症状の合併が高率に認められ，強迫症状との間に類似性がみられるという臨床的事実や，また，後述するように SSRI が有効であるという薬理学的根拠から，病的窃盗を感情スペクトラム障害 (affective spectrum disorder) や強迫スペクトラム障害（obsessive-compulsive spectrum disorder）に含めて理解する見解[4,7,10,26,28,29,33]が定着しつつある。しかし，近年，病的窃盗に関する論文を精力的に発表している Grant, J. E. は，病的窃盗患者には抜毛癖，放火癖など他の衝動制御の障害の合併が多くみられる一方，気分障害，強迫性障害，双極性障害の症状が特に高率に存在するということはないとして，感情障害や強迫性障害との関連で理解する見解に反対する立場をとっている[12,16]。Grant, J. E. によれば，病的窃盗が衝動制御の障害のカテゴリーに含まれていることは妥当であるが，このカテゴリーは気分障害や強迫性障害とは疾病学的には無関係の独立したものであると言う。

Sarasalo, E. ら[34]は，調査した病的窃盗患者の 22％にアルコール使用障害・乱用がともない，32％に薬物使用経験があったことを示し，物質使用障害との関連を強調した。しかし，これとは対照的な結果もある。Bayle, F. J. ら[4]の調査では物質関連障害の合併率は低く，その中でも大部分を占めていたのはニコチン依存であり臨床的問題性は少ないとみられる。いずれにしても，限られた小さなサンプルから得られた結果であるので，病的窃盗と物質使用・乱用傾向との関係については今後の検討を必要とするであろう。しかし，後述するような naltrexon の有効性を考慮した場合，物質乱用との異同は興味深い視点を提供するかもしれない。

病的窃盗患者を対象とした研究では自傷行動との関係に着目したものはないようであるが，自傷行動にはしばしば病的窃盗が伴うことが報告されている[25]。

月経周期に影響されるという見解もあるが，実証的な研究はなく，この障害に付与された女性性のイメージに引きずられた通説の域を出ないように思われる場合もないではない。しかし，近年，SSRI の有効性という薬理学的理由から，病的窃盗と月経前不機嫌症との関連性を示唆する報告もある[2]。

5 治　療

逮捕・服役による影響を長期的にみた場合，逮捕されたことで盗みを止めた者，一時的に収まったが後に盗みを再発した者，全く変化がなかった者などさまざまであるという[28]が，しばしば矯正の困難さが強調され治療的関与の必要性が指摘される。

精神療法では，力動的精神療法の効果は否定的であり[8],[29] 認知行動療法が主である。嫌悪イメージを用いた潜在感作法，系統的脱感作法などが用いられる。患者は盗みを犯す場面を思い浮かべ，そのとき治療者は，窃盗行動によって患者が被る好ましくない結果（逮捕，社会的地位の損失など）のイメージを与える。この手順を繰り返すことで，患者は窃盗の観念に伴って不快感を覚えるように条件づけられる。認知行動療法を薬物療法と併用することによって治療効果を高めることができる。

薬物療法としては，臨床的に抑うつ症状の合併や強迫症状との類似がみられ，セロトニン系の異常の関与が想定されることから，セロトニン再取り込み阻害薬 (SSRI) が用いられる。特に fluoxetine の使用報告例[8],[26],[29] が多いが，fluvoxamine[6]，paroxetine[24],[26] の使用例もみられる。SSRI 単剤の報告のほかに，imipramine, lithium, valproic acid などとの併用が有効であったという指摘[8],[26],[30] もある。しかし，うつ病に対して SSRI 使用中に窃盗衝動の出現をみたという逆説的な報告[23]もあり，使用には注意が必要である。

先述したように，Grant, J. E. は病的窃盗を感情スペクトラム障害や強迫スペクトラム障害に含める見解に反対し，衝動制御障害のカテゴリーの独立性を強調する立場をとっている。この観点からすると，治療の標的症状

は行為の強迫性ではなく，衝動の高まり urge ということになり，オピオイド拮抗薬である naltrexon の有効性が強調される．naltrexon は，麻薬・鎮痛剤依存症に対して用いられるが（日本では未認可），病的賭博，自傷行為などに対して衝動を抑える効果をもつことが知られており，病的窃盗に対しても同様の効果が確認されている[8),14),17)]．Grant, J. E. らによれば，SSRI や認知行動療法で改善のみられなかった病的窃盗患者に対して naltrexon が著効したという[14)]．

2 疾病学的位置づけの混乱と責任能力判断

Goldman. M. J.[10)] によれば，最も広く行われている治療方法とは「いっさいの買物をしないと自分に課す禁止（Self-imposed banning of all shopping）」である．このような患者は受診することなく自分だけで対処しているので，知られているよりずっと多いはずであるという．しかし，病的窃盗を障害として成立させている根拠の1つが「物を盗もうとする衝動に抵抗できなくなる」[3)] という抗拒不能性にあるとすれば，自分に課す禁止で止めることができる万引きを病的窃盗に含めて論じることには無理がある．これは，例えば執行猶予期間中や裁判期間中に自らの不利になることを承知で窃盗を反復した中田らの報告例[31)]の異常性とは質的に異なるものだろう．ここから，これまで病的窃盗として論じられてきた対象事例中にはさまざまな病理水準のものが混在しているのではないか，そうであれば，そもそもそれらを同じ病的窃盗という診断概念のもとで同一の病理を想定して論じることが果たして妥当であるかどうか，という疑問が生じてくるのであり，それは当然，責任能力判断にも影響してくる．

責任能力について疾病論的原則をとるわが国では，病的窃盗は神経症圏の障害として生物学的要件のレベルで責任能力減免の対象にはならないであろうが，上述のようにセロトニン系の関与といった生物学的基盤が解明されると，責任能力判断の方向性に影響することもあるかもしれない．しかし，その場合，このような知見が病的窃盗と診断される対象者全体に敷

表2　DSM-Ⅳ「312.32　窃盗癖」

A.	個人的に用いるのでもなく，またはその金銭的価値のためでもなく，物を盗もうとする衝動に抵抗できなくなることが繰り返される．
B.	窃盗におよぶ直前の緊張の高まり．
C.	窃盗を犯す時の快感，満足，または解放感．
D.	盗みは怒りまたは報復を表現するためのものではなく，妄想または幻覚に反応したものでもない．
E.	盗みは，行為障害，躁病エピソード，または反社会性人格障害ではうまく説明されない．

表3　1CD-10「F63.2　病的窃盗（窃盗癖）」

　この障害は物を盗むという衝動に抵抗するのに何度も失敗することで特徴づけられるが，それらの物は個人的な用途や金儲けのために必要とされない．逆に捨ててしまったり，人に与えたり，秘匿したりすることがある．

診断ガイドライン

　患者は通常，行為の前には緊張感が高まり，その間や直後には満足感があると述べる．通常，なんらかの身を隠す試みがなされるが，そのためにあらゆる機会をとらえようとするわけではない．窃盗はただ1人でなされ，共犯者と一緒に実行されることはない．患者は店（あるいは他の建物）から窃盗を働くというエピソード間には不安，落胆，そして罪悪感を覚えるが，それでも繰り返される．この記述のみを満たし，しかも以下にあげるいずれかの障害から続発しない例は稀である．

　〔鑑別診断〕病的窃盗は以下のものから区別されなくてはならない：

a．明白な精神科的障害なしに繰り返される万引き（窃盗行為はより注意深く計画され，個人的な利得という明らかな動機がある場合)(Z03.2：疑われる精神障害の観察）

b．器質性精神障害(F00〜09)．記憶力の減弱および他の知的能力の低下の結果として，商品への支払いを繰り返して怠ること．

c．窃盗を伴ううつ病性障害(F30〜33)．うつ病患者のあるものは窃盗を行い，うつ病性障害が続く限りそれを反復することがある．

衍できるのかは慎重に検討するべき事項である。
　これは結局，概念のあいまいさと診断の幅によるものであるが，かといって，DSMやICDといった操作的診断基準を用いれば解決するという類の問題でもないようである．DSM-IVとICD-10における病的窃盗の定義を比較すると（**表2, 3**），窃盗直前の緊張の高まり，直後の満足感，反復性，合理的動機の欠如など，障害の輪郭は大部分共通していると言えるが，ここで複雑な問題を提出するのが，うつとのcomorbidityの扱い方である．ICDは「うつ病患者のあるものは窃盗を行い，うつ病性障害が続く限りそれを反復することがある」として，うつ病者の窃盗行為を病的窃盗から区別しているが，DSMにはこのようなうつ状態と窃盗行為の関連についての言及はない．つまり，うつ状態の者が衝動的に不合理な窃盗を反復しているときには，ICDではそれをうつ病の辺縁的な1症状ととらえ，DSMではうつ病と窃盗癖が合併したものととらえるということになる．DSMやICDの「うつ病」が病因論的には1単位ではないことを考えると，窃盗行動をうつ病の症状に含めるだけの理論的根拠は現在のところ十分にはないように思われるが，さしあたってここでは，操作的診断基準の間でも病的窃盗の位置づけに混乱があることを指摘しておくにとどめておきたい．ともあれ，操作的診断基準に重きを置きすぎると，このような現象の疾病学的な位置づけの差が責任能力判定の混乱の原因にもなるだろう．
　今日，DSMやICDに定義される病的窃盗は，19世紀のモノマニー概念の名残である．そのモノマニー概念は，かつてGriesingerによって「最も重要な状態としての精神的基本状態を軽視し，表面的特徴によって分離したものをまとめたにすぎず，内的連関を分離してしまっている」[21]と批判を受けた．しかし，現在の病的窃盗をめぐる議論は，表面的特徴の類似性に頼って，厳密な症候学的検討のないままに内的連関を性急に想定しているようにも見受けられる．

文　献

1) Abelson, E. S. : When ladies go a-thieving: middleclass shoplifters in the Victorian

department store. Oxford University Press, 1990.（椎名美智，吉田俊実訳:淑女が盗みにはしるとき．国文社, 1992.）

2) Aboujaoude, E., Gamel,N., Koran,L.M.: A case of kleptomania correlating with pre-menstrual dysphoria. J Clin Psychiatry 65 : 725-726, 2004.

3) American Psychiatric Association: Diagnostic and Statistical Manual of Mental Disorders 4th edition. APA, Washington D.C., 1994.（高橋三郎，大野 裕，染矢俊幸訳: DSM- IV精神疾患の診断・統計マニュアル．医学書院, 1995.）

4) Baylé, F. J., Caci, H., Millet, B. et al: Psychopathology and Comorbidity of Psychiatric Disorders in Patients with Kleptomania. Am J Psychiatry 160: 1509-1513, 2003.

5) Bradford, J., Balmaceda, R. : Shoplifting: Is there a specific psychiatric syndrome? Can J Psychiatry 28: 248-254, 1983.

6) Chong, S. A., Low, B. L.: Treatment of kleptomania with fluvoxamine. Acta Psychiatr Scand 93: 314-315, 1996.

7) Dannon, P. N., Lowengrub, K. M., Iancu, I. et al: Kleptomania: comorbid psychiatric diagnosis in patients and their families. Psychopathology 37: 76-80, 2004.

8) Durst, R., Katz, G., Teitelbaum, A. et al : Kleptomania-Diagnosis and Treatment Options. CNS Drugs 15: 185-195, 2001.

9) Fenichel, O. : Acting out; the yearbook of psychoanalysis. Imago Publishing, London, 1946.（文献 8 から引用）

10) Goldman, M. J. : Kleptomania; Making Sense of the Nonsensical. Am J Psychiatry 148: 986-996, 1991.

11) Goldman, M. J. : Kleptomania. The Compulsion to Steal-What Can Be Done? New Horizon Press, 1998.

12) Grant, J. E. : Family history and psychiatric comorbidity in persons with kleptomania. Comprehensive Psychiatry 44: 437-441, 2003

13) Grant, J. E. : Dissociative symptoms in kleptomania. Psychological Reports 94: 77-82, 2004.

14) Grant, J. E., Kim, S. W. : An Open-Label Study of Naltrexone in the Treatment of Kleptomania. J Clin Psychiatry 63: 349-356, 2002.

15) Grant, J. E., Kim, S. W. : Temperament and early environmental influences in kleptomania. Comprehensive Psychiatry 43: 223-228, 2002.

16) Grant, J. E., Kim,S.W. : Clinical characteristics and associated psychopathology of 22 patients with kleptomania. Comprehensive Psychiatry 43: 378-384, 2002.

17) Grant, J. E., Kim, S. W. : Adolescent kleptomania treated with naltrexone. Eur

Child and Adolescent Psychiatry 11: 92-95, 2002.
18) Grant, J. E., Kim, S. W., Grosz, R. L. : Perceived stress in kleptomania. Psychiatric Quarterly 74: 251-258, 2003.
19) James, I. P. : A Case of Shoplifting in the Eighteenth Century. Med Sci Law 17: 200-202, 1977.
20) Janet, P. : La kleptomanie et la dépression mentale. J Psychol Norm Pathol 8: 97-103, 1911.
21) Janzarik,W.: Themen und Tendenzen der deutsch-sprachigen Psychiatrie. Springer, Berlin, 1974. (大橋正和訳：ドイツ精神医学史. 創造出版, 東京, 1996.)
22) 風祭 元：集中的な万引きを繰り返す女性 いわゆるクレプトマニア. こころの科学 116：113-119, 2004.
23) Kindler, S., Dannon, P. N., Iancu, I. et al: Emergence of kleptomania during treatment for depression with serotonin selective reuptake inhibitors. Clin Neuropharmacol 20：126-129, 1997.
24) Kraus, J. E. : Treatment of kleptomania with paroxetine. J Clin Psychiatry 60：793, 1999.
25) Lacey, J. H. : Self-damaging and addictive behaviour in Bulimia Nervosa. A catchment area study. Br J Psychiatry 163: 190-194, 1993.
26) Lepkifker, E., Dannon, P. N., Ziv, R. et al : The Treatment of Kleptomania with Serotonin Reuptake Inhibitors. Clin Neuropharmacol 22: 40-43, 1999.
27) Marazziti, D., Dell'Osso, L., Presta, S. et al : Platelet [^{3}H] paroxetine binding in patients with OCD-related disorders. Psychiatry Research 89: 223-228, 1999.
28) Marazziti, D., Mungai, F., Giannotti, D. et al: Kleptomania in impulse control disorders, obsessive-compusive disorder, and bipolar spectrum disorder; clinical and therapeutic implications. Current Psychiatry Reports 5: 36-40, 2003.
29) McElroy, S. L., Pope, H. G., Hudson, J. I. et al : Kleptomania; A Report of 20 Cases. Am J Psychiatry 148：652-657, 1991.
30) McNeilly, D. P., Burke, W. J. : Stealing Lately; A Case of Late-Onset Kleptomania. Int J Geriat Psychiatry 13: 116-121, 1998.
31) 中田 修, 石井利文：窃盗癖の1例について. 犯罪誌 58：223-235, 1992.
32) 小畠秀吾, 佐藤親次：病的窃盗（窃盗癖）. 別冊 日本臨牀：精神医学症候群Ⅱ. pp389-392, 2003.
33) Presta, S., Marazziti, D., Dell'Osso, L. et al : Kleptomania; Clinical Features and Comorbidity in an Italian Sample. Comprehensive Psychiatry 43: 7-12, 2002.
34) Sarasalo, E., Bergman, B., Toth, J. : Personality traits and psychiatric and somatic

morbidity among kleptomaniacs. Acta Psychiatr Scand 94: 358-364, 1996.
35) Seguier, H. : Revue historique de la notion de Kleptomanie. Encephale 55: 336-369, 452-466, 1966.
36) 田口寿子,中谷陽二,風祭 元:神経性大食症,強迫性障害に合併したkleptomaniaの一鑑定例.犯罪誌 65:269-279, 1999.
37) 飛谷 渉:大量下剤乱用の入院治療中に窃盗癖が生じた摂食障害の一例 ― 内的対象関係における排泄と摂り入れの具体性をめぐって ―. 精神科治療学 17:875-882, 2002.
38) World Health Organization : The ICD-10 Classification of Mental and Behavioural Disorders : Clinical descriptions and diagnostic guidelines. World Health Organization, 1992.(融 道男,中根允文,小見山 実訳:ICD-10 精神および行動の障害.医学書院,東京,1993.)
39) Zola, E. : Au Bonheur des Dames. Librairie Charpentier, Paris, 1883.(吉田典子訳:ボヌール・デ・ダム百貨店.藤原書店,東京,2004.)

6. 解離状態下の窃盗を反復した
病的悲嘆の一例

はじめに

　身近で親しい者の死は，残された人々にさまざまな心理的反応を引き起こし，ときにそれは行動上の問題として表出される。かつて福島[2]は近親者の死に引き続いて生じた犯罪を取り上げ「喪の犯罪」として論じた。そこでは，死者への感情や身内の死を契機とする自己の実存への直面化が犯罪行動に結びつくことが指摘されているが，これらは，いずれにしても喪の作業のつまずきとして解釈されるものである。筆者は，近親者の死のたびに窃盗を含む異常行動を呈する事例の治療に携る機会をもったが，その特徴的な経過が死別と犯罪の関係を考える際に何らかの参考になると思われるので，ここに報告する。なお，プライバシー保護のため，事例の呈示には細部に若干の変更を加えている。

1　事　例

初診時 63 歳，女性
　主訴：イライラする。末期癌で療養中の末弟が死んだら，自分がおかしな行動をとってしまうのではないか，と心配になる。
　家族歴：地元の名士である父親は厳格で，母親はおとなしく影の薄い存在であった。8人同胞のうち3男が統合失調症であり，現在は患者が同居して世話をしている。その他，精神科的負因はない。ワンマンの父親が患者を信頼し，弟らの世話をはじめとする家の中の諸事を任せていたために，

兄弟たちも厄介ごとをすべて患者に押しつける関係にあり，患者自身もそれを当然と感じていた。幼少期に，長兄，次兄，長女は日本で，患者とその下の4人の弟は満州で，と別々に生育したこともあり，患者は弟たちとは仲が良く特に末弟とはきわめて親密な関係を築いている一方，兄姉たちとは不仲である。

生活歴：元来，神経質な性格。満州で高級官吏の第4子次女として生まれ，裕福な家庭で生育した。10歳で終戦に伴い帰国し，その後は父方の実家で育てられた。日本の親戚のもとで育てられていた兄や姉からはいじめられていたが，父親からの信頼あつく弟たちの世話を任せられていた。高校卒業後，銀行に勤め，28歳で熱烈な恋愛ののち結婚をしたが，相手の性的不能を理由に家族によって1週間で離別させられた。37歳で再婚し，翌年女児を出産するも2年半後，娘が交通事故死し，さらにその2年後に夫が心筋梗塞により死亡した。45歳で再々婚したが，両親が病気になり，その看病に専念するため離別した。患者56歳時に父が，58歳時に母が，ともに癌のため長期療養ののちに死亡し，その後，患者は統合失調症を病む弟の1人と二人暮らしをしている。

現病歴：40歳時に交通事故により目前で2歳半の長女を喪った。事故後，相手方との折衝は主に患者があたっていた。事故の1週間後，自分でもよくわからないままにビルの階段を昇り，途中で風に当たったところでハッと我に返りすくんだことがあった。その間の記憶はほとんどない。また，不眠，食欲低下，体重減少も出現したが，医療機関を受診することなく約1年後に睡眠と食欲は改善をみた。48歳頃から病気の両親の世話をするようになった。53歳時に閉経し，同時期より不眠，無気力になっていた。56歳時に父が長期療養後，癌のため死亡したが，その直後に約2時間にわたって父の遺体の周囲を歩き回る行動がみられた。弔問客に対してはしっかり挨拶をしていたようであるが，本人はその間のことを覚えていない。58歳時に母が長期療養後，癌のため死亡し，その1週間後，雑貨店で必要でもない装飾品を，値札を付けたまま多数身につけ，そのまま店外に出たところで万引きとして補導された。この間，店員に呼び止められるま

での記憶はないという．この1件は店内で注意されただけで終わった．

63歳時，最も仲の良かった末弟が癌に罹患していることを知り，昼夜付ききりで末弟の看病をし，このため末弟の妻と不和になった．この頃から，不眠，イライラ感が出現した．患者は，これらの症状の軽減と，来るべき弟の死に際して娘や両親の死後に呈したような異常行動を再発することへの不安から，筆者の外来を受診した．

現症と経過：初診時，1人で来院．礼容は整い，経緯を整然と語ることができた．上品な物腰であり，口調は丁寧である．表情はとくに悲哀的ではない．estazolam 2 mg を処方し，その後，不眠は比較的速やかに改善した．また，末弟の世話をする回数や時間に制限を設定し，末弟との密着度の軽減をはかった．苛立つことは少なくなったが，一方で「弟が死ぬわけはない，と思うと明るい気持ちになった」と語るなど死別の受容の抵抗がうかがわれた．初診の5ヵ月後，末弟が死亡した．その直後より意欲の低下が出現したが，当初は悲哀感は目立たず，面接場面でも状況を淡々と語るのみであった．弟の葬儀の手配を同胞が手伝わないことに不満を感じつつも，結局，患者がすべて執り行った．弟の死の3週後の面接では，初めて涙を流しながら弟の思い出を語る様子がみられたが，一方で「自分は周囲から気丈だと思われている．自分が悲しんでいる姿をみたら同居している弟が戸惑ってしまうので，家では泣けない」と言い，涙を流す自分を不甲斐ないとも感じているようであった．弟の死の1ヵ月半後，デパートで客が見ている前で不要な電機部品を次々に自分の鞄に詰め込む奇異な行動をとり，そのまま店外に出たところを店員に補導され，通報により臨場した警察官に逮捕された．その後，彼女は送検されたが不起訴処分となった．

翌日の面接で彼女は，この行動の直前に電車の窓から川の水面に反射する光を見たら22年前の長女の事故の光景と重なり，頭の中が真っ白になり，その後の行動については記憶がないことを述べた．また，さらに父親の死亡の際にも遺体がベッドに横たわる様子が娘の臨終の姿のイメージと重なり，その後に解離状態に陥ったことが明らかになった．そこで，その後の治療は長女の死についての体験と感情の自覚と整理に焦点をあてて，長女

をはじめとする家族の死に対する患者の感情の表出をうながすようにつとめたところ、娘の死に対して強い自責感を有していることが語られ、さらに、家庭内で絶対的な存在であった父に敬愛、信頼と畏怖の両価的感情を有していたことも少しずつ語られ始めた。この経過中、悲哀感が強まり、抑うつ感を自覚、表出するようになったため、患者にはこれを肉親の死を悼む自然な感情であることを説明した上で、mianserin hydrochloride 20mg の投与を開始したところ、抑うつ感は若干軽減したが、その頃より通院は不定期になり、約2ヵ月後には受診は途絶えた。

　2度の窃盗はいずれも閉経後に行われており、月経周期とは無関係であった。また、脳波所見、臨床検査所見に異常はみられなかった。

　本症例は古典的には解離ヒステリーと診断されるであろう。長女、母、弟との死別後の3回の解離のエピソードについては、DSM-IV を用いれば、特定不能の解離性障害の可能性が示唆される。症状が外傷的な出来事に由来するという点からみれば外傷後ストレス障害（PTSD）との鑑別が問題になるであろうが、外傷に関連する刺激の持続的回避と覚醒亢進症状がみられない点で PTSD には合致しない。また、本症例の症状を愛する人の死に対する反応とみれば、死別反応 bereavement とみることも可能であると思われる。

2 考　察

1　病的悲嘆—悲嘆の遅延と歪んだ悲嘆反応

　本症例は親しい肉親の死に接するたびに解離と異常行動を呈したが、このうち父親の死と末弟の死の後でのエピソードには、先だって長女の死の光景が思い起こされていたことが治療経過中に明らかになった。そこで、治療の焦点を、直近の弟の死に対する喪から22年前の長女の死についての体験と感情の整理に移したところ、徐々に悲嘆と自責感が自覚、表出されるようになり、その経過中、抑うつ感が出現したが、これもその後、改善していった。このことから、患者にとって長女の死に対する「喪の仕事」

表1 Lindemann, E.[6] による悲嘆反応の分類

正常な悲嘆 (Normal Grief Reaction)	病的な悲嘆 (Morbid Grief Reactions)	
1) 身体的変調（溜息のような呼吸，疲労，消化器症状 etc） 2) 故人のイメージへのとらわれ 3) 罪悪感，自責感 4) 敵意 5) 行動の障害	反応の遅延	歪んだ反応
		1) 喪失感を伴わない過活動（躁的防衛） 2) 故人の症状と同じ症状を呈する 3) 身体的疾患（潰瘍性大腸炎，リウマチ，喘息） 4) 友人，親戚，その他の人間関係からの退却 5) 特定の人への激しい敵意 6) 統合失調症像に類似した状態 7) 社会的なつながりの持続的な欠損 8) 社会的，経済的立場を自ら損なう行動 9) 焦燥性うつ病

が完了しておらず，この未解決の喪がその後の肉親の死に対する自然な喪過程を妨げていたものと考えられる。

Lindemann, E.[6]は，病的な悲嘆を，悲嘆の遅延と歪んだ悲嘆反応の2つに大別している（表1）が，本症例はその双方を兼ね備えていたといえる。以下，これを1つずつ検討していく。

1 悲嘆の遅延

Lindemannによれば，死別を体験するときに重要な仕事や問題を抱えていると，その悲嘆の反応がほとんど示されないことがあるという。また，Burnell, G. M. ら[1]は，喪失のときに過重な責任を負わされる，強くあってほしいとか支持してほしいと他の家族員からもとめられる，などの事態で悲嘆が妨げられ遅延することがあることを指摘している。本症例でも，患者は娘の死の後は事故の相手との折衝に奔走していたのであり，また末弟の死の後はその葬儀の準備を患者が1人で行わなければならなかった。このような状況が，その都度，喪の過程を妨げていたことが考えられる。日頃より彼女は気丈でしっかりした人とみられており，彼女自身にも周囲の期待に応じて気丈に振る舞い，弱音をはくことを潔しとしない傾向があっ

た。このような人は，感情を抱いたり感情を表出したりすることで弱い人間の徴候をみせてしまうことを恐れ，そのため悲嘆の感情が自覚されず，喪の仕事が充分になされないという。また，このような喪の遅延は，しばしば数十年に及び，悲嘆が遅延した人は他の家族員の喪失のような別の体験で喪失を突然思い出すことがあるとされる[1]。本症例では，長女の死に対する喪が未解決のまま，父親と母親の死を相次いで迎えていたが，このように過去に未解決の喪失歴や複数の喪失歴がある場合には「死別の負担過剰(bereavement overload)」になりやすい[1]。本症例において，後のエピソードになるほど行動の激しさを増していることも，その観点から理解できると思われる。

2 歪んだ悲嘆反応

本症例で最も特徴的な点は，肉親の死のたびに解離状態を呈し，異常行動を反復していることである。この異常行動の中には2度の万引き行為が含まれるが，それらは他人が見ている前で必要のない物品を盗むという奇妙なものであった。

Lindemannは，喪の仕事の失敗が患者の行動に及ぼしうる歪んだ影響について述べ，病的悲嘆における異常行動を9つのパターンに分類し(**表1**)，その中の1つに「ばかげた行いをして自らの社会的地位・立場を損なうこと」を挙げ，これを過度の罪の感覚に基づく自己処罰的な行為と捉えた。本症例でも，万引きの直後，店員に補導された瞬間に「このことが兄弟に知られて自分は破滅していくんだ」と思い，「(自分は)いい気味だ」と感じ「スッとする気持ちもあった」と後に述懐しており，ここから彼女の万引き行為にも自己処罰的な意味をみることができる。しかし，Lindemannの言う「社会的信用を失うような愚行」があくまで意図的に行われるのに対して，本症例の万引きが解離状態下での行動である点には注意する必要があるだろう。そこで，つぎに本症例における解離について考察してみたい。

2 本症例の解離について

近年の多重人格論やPTSD研究の隆盛の中で，19世紀末に心的外傷と解離現象との関係を指摘したJanet, P.の先駆的業績があらためて注目をあびている[10),11)]が，中谷[9)]は，今日の解離の外傷因理論とJanetの心的外傷論を比べ，前者が適応・防衛の機制を強調しているのに対して，後者は解離を外傷体験により目覚めさせられた低次の心理的傾向（＝自動性）と捉えているという差異を指摘している。本症例の解離は，一時的にでも患者に苦悩の軽減や適応的行動をもたらすものではなく，長女の死を暗示する素材（光，故人がベッドに横たわる様子など）により圧倒的な威力をもって患者の意識の狭窄・変容が引き起こされたものであった。このような暗示による誘発は，Janetが記載したいくつかの症例を想起させる。また，解離下の状態像からみても，多重人格を中核とする現代の理論より夢中遊行を中核とするJanetの古典的理論のほうが，本症例の理解には有用だろう。

Janetは，ヒステリー性障害の発生に心理的力の不全＝不足という説明を導入し，そのような状態に至る契機の1つとして両親の死を挙げている；「（両親の死は）実際，患者の生きてきた環境を変え，新たな適応を厳しく求めるからである。われわれが≪両親の死による感情的動揺≫と呼ぶものは，まさしくそうした精神作業がひき起こす混乱なのである」[5)]。同時に，本症例のエピソード発症における心理的力の消耗には，このような適応の変化の要請を受ける彼女の自我の未熟さや脆弱性も無視できない。

彼女は，少女期より専制的な父親から「家」に滅私的に奉仕することを求められ，自我の確立よりも絶対的な「家」の価値観に沿うことを強いられていたと言える。このような自我の発達の阻害に決定的な役割を果たしたのは，20代の頃の熱烈な恋愛の末にした結婚を両親により一方的に解消させられた体験であっただろう。これにより，彼女が新たな社会的アイデンティティを獲得する機会は「家」の原理により頓挫させられたと言える。一方では，彼女自身が両親の看病のために夫との離別を決意するなど，彼女自身が「家」を支え続けることを選び受け入れた側面も否定できない。彼女にとって，この家は自分を束縛する場所であると同時に，自分の未成熟

で脆弱な自我を庇護してくれる場所でもあったのであり，彼女は社会的自立を後回しにしてひたすら家族の世話をし続けることを自分の役割とすることで，自分の存在を支えていたと考えられる。家族成員の死は，自らが拠って立つ「家」の変化を余儀なくするものであり，彼女自身の存立を脅かすものと受け取られる。その意味で，彼女が「家」に依存していたとする見方もできるのであり，精神科外来を訪れる悲嘆反応症例はおおむね社会的常識もあり受診態度も礼儀正しいが，その背後に依存性が潜んでいる，という中村の指摘[7]は本症例でもあてはまる。

　なお，附言すれば，彼女の「家」とは，自分を取り巻く血族意識とでも言うべきものであったように思われる。このことは，彼女が親密な血縁の死のあとでは例外なく解離，異常行動を生じているのに，長女の死の2年後に夫が急死した際にはそのような症状を全く生じていない，という事実に端的に示されている。

3 死別と窃盗について

　本症例のような肉親の死およびそれにまつわる出来事を契機とする意識狭窄状態下での窃盗は，中田ら[8]が報告した窃盗癖の事例にもみられる。中田らの事例では，母の病気・死亡に伴う神経衰弱状態で万引きを反復し，さらに亡母の一周忌や墓参りに際しても「夢遊病者のように」万引きをしたという。

　本症例では，盗むことそれ自体が目的化されているわけではなく，行為前の緊張のたかまりや行為後の解放感も自覚されていないので，病的窃盗 kleptomania の診断は下されない。しかし，従来，病的窃盗について指摘されてきたいくつかの事項は，本症例の死別と窃盗行動の関係を考えるにあたって参考になると思われる。Goldman, M. J. の総説[3]と著書[4]によれば，病的窃盗の患者の窃盗行為には先立って喪失体験が存在することが多いことが知られており，ここから，患者の多くにとって，盗みとは，現実の，あるいは，予期される喪失に対する象徴的代償を獲得しようとする努力であるとする loss-substitution-by-shoplifting hypothesis が出されている。

また，窃盗行為は自己破壊的行動であり，その背景に懲罰欲求があるとする見解もある。先述のように，本症例が，補導された際に自身の破滅を感じ自己処罰的な満足感を得ていたことを考えると，この解釈は説得力をもつ。ここから，歪んだ悲嘆反応としての「罪責感に基づく自己処罰感情」が窃盗衝動に結びつくという可能性が示唆されるが，これについては，今後，症例を重ねた検討が必要であろう。

おわりに

　本事例に対して，筆者は，鑑定人ではなく治療者として関与した。治療的な観点からいえば，患者自身が末弟の死を前に異常行動の再発をおそれて受診したにもかかわらず，結果的にはそれを予防することができなかった点で失敗例と言わざるをえない。また，本人に対して未処理のまま積み重なっていた肉親の死に対する「喪の作業」の完遂は，今後，同様の状態や行動に陥らないための治療方針としては適当だったと考えるが，本人が抑うつ感情を自覚し始め，入念なケアが必要となる時点で受診を中断させてしまった点も，今後のこの種の治療にあたっての，1つの反省の素材を提供するものである。

　犯罪精神医学的にいえば，福島は近親者の死に引き続く犯罪行動として殺人と性犯罪の親和性を指摘した[2]が，窃盗もしばしばその種の犯罪として行われる可能性があることにも留意するべきかもしれない。

文　献

1) Burnell, G. M., Burnell, A. L.: Clinical Management of Bereavement: A Handbook for Healthcare Professionals. Human Sciences Press, Inc., New York, 1989. (長谷川　浩，川野雅資監訳：死別の悲しみの臨床．医学書院，東京，1994.)
2) 福島　章：喪と殺人．飯田　真編：躁うつ病の精神病理 3．弘文堂，東京，1979.
3) Goldman, M. J.: Kleptomania: Making sense of the nonsensical. Am. J. Psychiatry, 148: 986-996, 1991.

4) Goldman, M. J.: Kleptomania. New Horizon Press, New Jersey, 1998.
5) Janet, P.: La Médecine Psychologique. Ernest Flammarion, Paris, 1923.（松本雅彦訳： 心理学的医学．みすず書房，東京, 1981.）
6) Lindemann, E.: Symptomatology and management of acute grief. Am. J. Psychiatry, 101: 141-149, 1944.
7) 中村勇二郎：精神科外来を訪れる悲嘆反応．精神医学 35(6): 589-596, 1993.
8) 中田　修, 石井利文：窃盗癖の1例について．犯罪誌 58(6): 223-235, 1992.
9) 中谷陽二: 解離性障害—ジャネからDSM-IVまで—．精神経誌 102(1): 1-12, 2000.
10) Putnam, F. W. : Pierre Janet and modern views of dissociation. J. Traumatic Stress, 2: 413-429, 1989.
11) Putnam, F. W.: Dissociation in children and adolescents. The Guilford Press, New York, London, 1997.（中井久夫訳： 解離　若年期における病理と治療．みすず書房, 東京, 2001.）

7. 性犯罪者の精神鑑定

はじめに

1886年, Krafft-Ebing, Rv.³⁾ が逸脱的な性愛のさまざまな形態を記載し, これらをまとめて Psychopathia Sexualis という概念を提唱して以来, 精神医学は性の異常をその射程に入れてきた。Krafft-Ebing がそこに含めた性欲欠如（Anaesthesia）は性的欲求低下障害（Hypoactive Sexual Desire Disorder）の形で, また, 倒錯性欲（Paraesthesia）は性嗜好異常（Paraphilia）の形で, 現代の米国精神医学会による「精神疾患の診断・統計マニュアル第4版（DSM-IV-TR）」¹⁾ の中にも受け継がれている。しかし, このような診断分類学上の概念はあったものの, 従来, 精神医学は性の異常を積極的には治療の対象としてこなかった。性の異常に対する精神医学的関心はもっぱら見立てにあったのであり, その主要な実践の場は精神鑑定であった。

本章でも, まず精神鑑定を通して見た性犯罪について述べる。その上で, わが国でも専門的処遇が開始されようとしているこの時期に, 性犯罪の精神鑑定のあり方を考え直してみたい。

1 性犯罪と精神鑑定

小田⁴⁾は, 性犯罪と司法精神医学の関わりを, 表1のように整理している。このうち, まず精神鑑定の対象として考えられるのは,「精神障害を伴うもの」であろう。

Dunsieth, N. W. ら²⁾は, 性犯罪で有罪判決を受けた113例の精神医学的

表 1　性犯罪と司法精神医学（小田[4]による）

---
1. 精神障害を伴わないもの：正常な性欲に対する抑制欠如
2. 精神障害を伴うもの
   ①精神病を伴うもの
   ②酩酊・中毒精神病を伴うもの
   ③知的障害を伴うもの
   ④人格障害を伴うもの
   ⑤欲動障害としての性障害を伴うもの
   ＊③④⑤が精神鑑定の最大問題となる

診断を調べ，96例(85%)では物質乱用があり（アルコール9例，薬物17例，両方70例），66例(58.4%)が気分障害と診断されることを報告した。また，98例(86.7%)が人格障害と診断されているが，その中では反社会性人格障害が63例で最多で，次いで境界性人格障害32例，妄想性人格障害29例となっている。性嗜好異常は84例(74%)にみられ，その内訳は，小児性愛42例，窃触症19例，性的サディズム15例であったという。

性犯罪者では併存する障害の治療が犯罪学的予後にも影響すると指摘されている。であれば，精神病や人格障害などの存在を検討することは，責任能力の判断に重要であるのみならず，その後の治療的・教育的方針をたてる上でも重要な情報を提供しうるものであろう。

2　事　例

〔事例1〕　強制わいせつを行った統合失調症者の事例
犯行時23歳，男性，無職
家族歴：5人同胞中，第3子3男。
本人歴：真面目な性格で，友人も多く，また小・中学を通じて学業優秀であった。中学生時には異性に対する関心をもっていたようであるが，積極的な行動に出ることができなかったと言う。進学校で知られる高校に進んだが，2年時に他人の視線が気になったり身体的違和感を訴えたりして，

欠席や早退を繰り返すようになったため，精神科を受診し，統合失調症と診断された。高校卒業後，予備校に通いながらアルバイトをしていたが，服薬が断続的なため病状は悪化し，家出や盗みなどをするようになった。犯行当時，被告人は職に就くことなく，近所を徘徊する生活を送っていたようである。当時の診療録には，残遺症状が目立つという記載がある。性生活歴については，女性との交際経験はなく，性経験もない。

本件犯行：犯行当日，被告人は，近所の公園のベンチに女子高校生が座っている様子を発見し，その太腿が露わになっているのを見て性欲を覚え，背後から近づき，そのスカートの中に手を入れて同女の太腿を触り，さらに下着の上から性器を触った。被害者が悲鳴をあげたため逃走した（強制わいせつ）。その約10分後，歩道を歩いている際に，自転車に乗った別の女子高校生を発見し，そのスカートを掴み，中に手を入れて性器を触ろうとした（暴行）。

5日後，同じ公園で，先の事件の被害者を発見し「ねえねえ」と声をかけた。相手が怒ったため逃げ出したが，通報を受けかけつけた警察官に逮捕された。

精神鑑定：裁判所の依頼により精神鑑定を行った。接触は表面的でヘラヘラした笑いを浮かべ，ときに奇妙な応答があり，統合失調症の残遺状態と診断したが，一方では故意を感じさせる異常性を誇張するような言動をし，また，話題が不利になると表情が真剣になり，供述の矛盾を指摘されると同席した女性の鑑定助手に卑猥な発言をしてはぐらかす，など状況に応じた反応を示した。自分の行為については悪いこととわかっていたが注意ぐらいで済むと思っていた，と言う。本件は通常の性欲に基づくものであったが，その実行には統合失調症による人格の欠陥の影響があるとして，心神耗弱相当と示唆する意見を記した。

この事例では，統合失調症と診断され入院を含む治療歴があったことが明らかであったにもかかわらず，簡易鑑定も行われずに起訴されていた。公判における検察官の主張によれば，本件は性犯罪であり，つまり性欲というそれ自体は健常人にも了解できる正常な動機の犯罪であるから責任能

力の減免を検討する余地はないというのである。小田[4]は,かつては責任能力に争いがないような場合でも正しい判決のために犯罪心理の説明を求めた——たとえば中田 修による大久保清の精神鑑定のように——ものであるが,近年は簡易鑑定だけで起訴されてしまう傾向が進んでいると警告を発している。しかし,ここで提示した事例は,もはや責任能力が争点になるであろう事例に対してすら,「性欲」という理解しやすい説明をもって簡易鑑定も行われないまま起訴されるような事態が生じていることを示しているのである。

　事例1については筆者も性欲が主要な駆動因であったと判断したが,「性欲の犯罪」として単純に片付けられない場合も多い。たとえば,次のような事例では,要因を性欲のみに帰しては表面的な理解に終わってしまうだろう。

〔事例2〕　強姦致死,殺人を行った小児性愛者の事例
犯行時27歳,男性,会社員
家族歴：両親は不仲で,被告人15歳時に離婚した。父は店の経営に失敗し,多額の借金を負った。弱々しく優柔不断で,非常識なところもある人だったようであり,被告人は,父が母に叱られて泣いている様子を目撃したこともあるという。一方,母は生活力のない夫を支えながら,稼ぎを得て,家計を支えていた。被告人は,母を「現実的だが,冷たい人」という。
本人歴：内向的な性格でいじめられていた。小学高学年時に,級友に唆されて,意味を知らないまま性的な発言をし,このことにより女子生徒に嫌われ,女性に苦手意識をもつようになった。中学では,部活動で女子生徒に責められ,女性への恐怖,苦手意識が高まった。性的話題を避け,女子生徒への性的関心も汚らしいもののように感じ,抑圧していた。中学時に両親の不和が高まったが,被告人は父への反発と母への同情が強く,母と一緒に家から父を追い出した。高校卒業後,上京して専門学校に入るが,このころ母親から男性との交際を打ち明けられ,「母親が男性に屈してしまった」と衝撃を受けた。同時期,年上の既婚女性に「好きという感情と

母親みたいな感情」の好意をもつが，その夫の女性関係が派手なことを知り幻滅した。これらの体験から「憧れの女性が，だらしない不誠実な男性に屈する男女関係」という見方が形成されていった。

　それまでポルノ雑誌やアダルトビデオを忌避していたが，それ以来，ポルノ雑誌を買うようになった。しかし，成人女性の性的な写真を見ると母親や憧れた女性の顔が浮かび，拒否感を覚えたという。このため少女の写真を用いて自慰を行うようになったが，少女の写真では自然に性的興奮を覚えることはなく，意識的に気分を高めて自慰をするものの満足感を得ることはなかったという。女性との交際歴はなく，性経験もない。

　会社では，仕事を押し付けられたりいじめられたりしたが，不満を言うことができず，怒りと苛立ちを覚え，それに伴い性欲の高まりを感じて水着や下着の窃取を数度行ったことがある。また，性行為目的で少女に声をかけたこともあった。

　本件犯行：職場における周囲の自分への扱いに怒りを募らせており，それとともに性欲の高まりを感じていたという。事件の1ヵ月前から，少女を家に連れ込み性欲を満たした上で殺害し死体を隠蔽する空想をするようになっていた。

　犯行当日は体調がすぐれず熱発していたことから苛立ちが強まっており，日頃の空想を実行しそうになったため，これを逸らすために2度自慰をしたという。しかし，苛立ちはおさまらず，少女との性交を企図して，帰宅途中であった近所の7歳の女児を自宅に連れ込み手で口を塞いだ。このとき，被告人は「自分はこのようなことができる怖しい人間であることを，会社の人や自分を知っているすべての人に教えたい」と考えていた。被害者が動かなくなったため，被告人は，性欲は感じていなかったが，逮捕されればもう性行為もできなくなるだろうと思い，性交を試みたという。しかし，興奮は得られず，自慰をした。この後，被告人は，被害者が生きていることに気づき，事件の発覚を防ぐために被害者の首を絞めて殺害した（強姦致死，殺人）。

　精神鑑定：裁判所より情状鑑定が依頼された。鑑定時には，おとなしく

協力的であった。精神病症状はうかがわれなかった。ロールシャッハ・テストでは，対人関係の障害と性役割意識の葛藤が認められ，情緒に動かされ衝動的に行動してしまう傾向が示唆された。ミネソタ式多面人格目録（MMPI）からは自我の弱さによる問題対処能力の乏しさ，激しい敵意とその強い抑制が，HTPテストからは性的なことに対する強い興味と性的潔癖との対立と葛藤がうかがわれた。文章完成法テスト（SCT）から，反省しているようでありながら，根本的な問題に直面できず回避する傾向も示唆された。 DSM-IVに基づいて小児性愛と回避性人格障害と診断した。そして，性的欲求や肉体関係が介在する現実の男女関係に嫌悪感・忌避感を有し，年齢相応の性的対象関係を持てない性意識の未熟さを指摘した。「怖い女性」と「優しい庇護的な女性」に分裂した女性イメージの混乱があり，自身の男性性も確立されていないが，これは生育環境における両親の影響が大きいと考えられる。犯行は，職場での対人関係，社会性の拙劣さから強められた攻撃性が，未分化な性衝動と結びついて行われたものと考えられた。単に自由刑を課すだけでは改善は難しく，受刑中に，怒りの感情や攻撃性の自覚，社会技能訓練や自己主張訓練，行動目標をたてる練習を行い，また，女性イメージの統合と安定した男性性の獲得のための性的教育などを課題とする治療・教育的取り組みがなされる必要があると意見を記した。

　この鑑定結果について，筆者は検察側から強い反論を受けた。検察官は，社会・対人的ストレスを重視する鑑定結果を被告人に同情的なものと捉えたようであり，事例1と同様に「性欲の犯罪」であることを主張し，小児性愛者の治療困難性を強調した。

　性欲に焦点を当てることは，重罰を科すためには有効な法廷戦略であるかもしれない。筆者も性犯罪者への重罰化自体には反対ではない。しかし，それは，被告人が刑務所内で再犯防止のための治療・教育を受ける充分な時間を確保するために行われるべきである。治療への悲観に基づく社会からの隔離を目的とした長期刑には，実効的な意味は乏しいと考える。

3 性犯罪者処遇の新しい流れと課題

　2004年11月に起きた奈良女児誘拐・殺害事件の犯人が，過去にも少女を対象とする性犯罪を起こし服役していた事実は，従来の性犯罪者処遇のあり方に疑問を投げかけた。一方，2005年5月に，監獄法が改正され，「刑事施設及び受刑者の処遇等に関する法律」が制定されたことにより，受刑者に対して必要な矯正教育の受講を義務付けられるようになった。このような状況の中で，法務省は性犯罪者の再犯抑止を目的とする処遇プログラムを策定し，2006年よりその施行を予定している。

　このプログラムは，すでに海外諸国で行われている性犯罪者処遇をモデルとして作られた。認知行動療法を基礎とし，薬物依存症の治療技法として開発されたリラプス・プリベンション技法を主要な技法として取り入れているほか，自己管理・対人関係スキルの学習や被害者への共感性の向上も含む[5]。

　この取組みは，性犯罪を習慣性をともなう病理的行動と捉え，そこに焦点を当てた治療・教育的処遇が行われる点，性犯罪を性欲のみに還元せず，犯罪行動化の背景にある当人の社会的技能の乏しさや感情統制の拙さなどにも目を向けその改善を目指す点，アセスメントに基づいて方針が決定される点で，本邦の処遇政策上，画期的なものである。しかし，もちろんこれで十分という訳ではない。筆者が2005年10月に視察した英国の刑務所および保護観察所における性犯罪者処遇の実情を紹介しながら，わが国の問題点を指摘したい。

　英国では，刑務所においては，標準プログラム(Core Programme)，低能力者用プログラム(Adapted Programme)，拡張プログラム(Extended Programme)，釈放前プログラム(Booster Programme)，流動プログラム(Rolling Programme)の5種の処遇プログラムが実施されている(表2)。性犯罪受刑者は，各種アセスメントに基づいて適当なプログラムに参加し，それぞれのプログラムの終了時には成果を検証された上で，必要に応じて付加的に別のプログラムに進む。また，刑務所出所後には保護観察所で行われるプ

表2 英国の刑務所における性犯罪者処遇プログラム
(性犯罪処遇プログラム研究会報告書 5) より)

	標 準 Core	低能力者用 Adapted	拡 張 Extended	流 動 Rolling	釈放前 Booster
概 要	①自己の行動に対する弁明,正当化を改善させ,②自己の犯罪が被害者に与えた影響を学ばせ,③リスク因子を学ばせ,性犯罪のない生活計画を立てさせる。	標準プログラムを知的能力の低い者,英語能力の低い者のために改変したもの。標準プログラムに,性教育的要素が加えられている。	コアプログラムを修了した高リスク,高ニーズの者に対するプログラム。	低リスク者用にコアプログラムを改変したもの。オープン形式(出入り自由)で行われる。	標準プログラム,及び拡張プログラムを修了した者 低能力者用もある。
開発者	刑務所スタッフ	刑務所スタッフ及びJanet Shaw Clinic (NHS)	刑務所スタッフ	刑務所スタッフ	刑務所スタッフ
実施形態	固定グループ	固定グループ	固定グループ(＋個人ワーク)	オープングループ	固定グループ
期間・回数	86回 週3〜4回 6〜8ヵ月間	85回 週3〜4回 6〜8ヵ月間	70〜74回 週3回 6ヵ月間	45〜60回 (ニーズによって異なる) 週3回 3〜4ヵ月間	32回(低能力者用は38回) 週3回 2〜3ヵ月
認可時期	2000年3月改訂	1998年3月	2002年2月改訂	2001年10月	2004年3月

ログラムに参加し,再犯に陥らない生活を維持する(表3)。

表2,3に示される通り,英国では受刑期間,社会内処遇期間ともにプログラムの実施に相当長い時間を与えている。とくに,最初の段階で対象者のプログラムへの導入に多くの時間を当てているが,これは対象者にプログラムの主旨を理解させ,参加への動機を高めるための重要な過程である。また,この段階で,治療スタッフも対象者固有の犯罪のパターンや問題性を把握する。

現在のところ,日本では処遇期間や人的資源などの制限のため,英国のような実施頻度と時間を割くことができない。たとえば,日本では,最もリスクの高い受刑者に提供される高密度プログラムには,2回／週×8ヵ

表3 英国の保護観察所における性犯罪者処遇プログラム
(性犯罪処遇プログラム研究会報告書5)より)

	C-SOGP (Community-Sex Offender Group Programme)	TV-SOGP (Thames Valley- Sex Offender Group Programme)	N-SOGP (Northumbria - Sex Offender Group Programme)
概要	成人男性性犯罪者の再犯減少を目指すプログラム	成人男性性犯罪者の再犯減少及びそのパートナーのサポートに焦点を当てたプログラム	成人男性性犯罪者の再犯減少を目指すプログラム
デザイン/開発の経緯	ウェストミッドランド保護観察所及び内務省の共同開発	保護サービス，警察，福祉サービス，内務省の共同開発	ノーサンブリア保護観察所及びセントニコラス病院司法精神科の共同開発
回数・期間	①導入モジュール(5時間×連続5日＋2.5時間/週×10週＝50時間) ②長期処遇プログラム(190時間) ③リラプス・プリベンション・プログラム(50時間)	①基礎ブロック (6時間×10日間連続。60時間) ②被害者共感ブロック(週2回×2時間。計16時間) ③生活技能ブロック (週2回×2時間。計40時間) ④リラプス・プリベンション(週1回×2時間。計44時間) ⑤パートナー用プログラム (週1回×2時間。計36時間)	①コア・プログラム(4部×8週) ②リラプス・プリベンション・プログラム(3時間×12週)
受講するプログラムの種別	(低リスク・低逸脱者/刑務所のSOTP終了者)①+③ (高リスク・高逸脱者/刑務所のSOTP未終了者) ①+②	(高リスク・高逸脱者) ①+②+③+④ (低リスク・低逸脱者) ①+②+③ (刑務所のSOTP終了者) ④のみ	(低リスク・低逸脱者) ②+個別補習 (高リスク・高逸脱者) ①+③
認可時期	2000年9月	2001年3月	2001年10月

月，70回程度のセッションの実施が予定されているが，これは英国の高リスク対象者へのプログラムに比べ，期間にして半分，回数で約2/5にすぎない。また，刑務所でも保護観察所でも，プログラムへの導入にかけられる時間は1〜2セッションと少ない。動機付けは治療効果を左右する重要な要素であり，導入の時間の不足はプログラムの効果を減じるおそれがある。さらに，受刑期間の中で対象者のスクリーニングとアセスメントにかけられる時間にも限界があろう。

精神鑑定には，2つの点でこの不足を補うことが期待できると筆者は考えている．すなわち，1）充分に時間をかけて，司法精神医学，犯罪心理学の専門的な見地から，対象者固有の問題を同定・把握することができること（アセスメント・ツールを用いたリスク評価も含めて），2）精神鑑定の中で対象者に自分の犯罪行為を振り返らせることによって，処遇プログラム参加への動機付けを高める機会として活用しうること，である．刑務所や保護観察所において治療・教育的環境が整えられつつある現在，従来のような責任能力判断という限定された目的ではなく，個々の性犯罪者の治療導入のための精神鑑定というあり方も検討してもよいのではないだろうか．

附　記

本章は，第42回日本犯罪学会総会（平成17年11月26日，専修大学）のシンポジウム「性犯罪対策の今日と将来」における発表を基に稿を起こしたものである．このシンポジウムは法務省による性犯罪処遇開始を翌年に控えた中での企画であった．性犯罪者処遇プログラムの内容とその効果については，第9章で言及した．

文　献

1) American Psychiatric Association: Diagnostic and Statistical Manual of Mental Disorders, 4th edition, text revision. 2000. （高橋三郎，大野　裕，染矢俊幸訳：DSM-IV-TR 精神疾患の診断・統計マニュアル．医学書院, 2002）．
2) Dunsieth, N. W. Jr., Nelson, E. B., Brusman-Lovins, L. A. et al.: Psychiatric and legal features of 113 men convicted of sexual offenses. J.Clin. Psychi. 65(3): 293-300, 2004.
3) Krafft-Ebing, Rv.: Psychopathia Sexualis. 12th edition. Translated by Klaf, F. S., Stein and Day, New York, 1965.
4) 小田　晋：凶悪性犯罪者をめぐる精神鑑定．犯罪誌 66(3): 83-100, 2000.
5) 法務省：性犯罪者処遇プログラム研究会報告書．2006.

8. 虐待の後遺症
―特に性犯罪者における被虐待体験を中心に―

はじめに

　性犯罪者はしばしば被虐待的な生育歴を有しており，身体的暴力やネグレクトによる対人関係の不安定さや自己イメージの混乱，性的虐待に由来する性イメージの混乱などが性犯罪に影響する。被虐待体験が犯罪行動傾向とくに性犯罪行動におよぼす影響について，文献と自験例に基づいて論じ，そのような加害者を治療する際の，被虐待体験の扱い方について考察する。つまり，本論は，狭義の被害者学的な内容ではなく，加害者を通してみた虐待の後遺症を論じるものである。

　小児期における被虐待体験が，その後の人格形成や行動傾向に大きく影響すること，その影響はときに非行・犯罪行動といった攻撃的な形態で現れることはよく知られている。例えば森田[5]は，被虐待体験と犯罪・非行との関連について DESNOS（disorder of extreme stress not otherwise specified）というトラウマ反応の観点から論じている。児童虐待で生じる DESNOS は，長期的，慢性的な虐待体験によるトラウマ反応と，アタッチメントや人格の発達の障害の双方が絡み合って生じ，トラウマ反応として攻撃行動や物質乱用，自己破壊的行動を呈する一方，健康的なアタッチメントの形成が阻害され他者との親密な関係の構築が困難になる。森田は，DESNOS の群における問題行動の反復パターンである「トラウマの絆」(van der Kolk) が，非行，性犯罪，薬物依存などの問題行動の理解に重要であると示唆している。

被虐待体験はさまざまなタイプの非行・犯罪に結びつきうるが，本章では特に性犯罪者の被虐待体験に焦点を当てて，自験例もあげて論をすすめる。

1　被虐待体験と性犯罪

性犯罪者の多くは，様々な形で被虐待的な小児期を送っている。Hunter, J. A. & Becker, J. V.[2]の調査によると，若年の性犯罪者の 20 ～ 80%が身体的虐待を，また 40 ～ 80%が性的虐待を受けていたとされる。

Salter, D. ら[7]は，性的虐待を受けた 224 名の男性を追跡調査し，そのうち 26 名がのちに小児に対する性犯罪を行ったことを報告している。この研究は，小児期における物質的養育放棄(material neglect)，世話の欠如(lack of supervision)，女性による性的虐待を体験していることが，のちに性犯罪を犯すリスク・ファクターとなることを明らかにしている。また加害者になった者は，深刻な家庭内暴力を頻繁に体験していたことも示された。

Salter らの調査結果では，女性から加えられた性被害が重視されているが，一方，男性から同性愛的性被害を受けた男性も「男らしさが足りない」と感じることがあり，それを代償するために過剰に「マッチョな」行動をとりがちである。そして，それはしばしば性暴力の形で表現される[9]。

性犯罪者における男性性の傷つきは，性被害を通じてのみもたらされるとは限らない。West, D. J. ら[10]は，強姦犯の経歴には共通して「障害された男性性」のテーマが存在しており，つまり男性的役割を果たすことへの不全感，混乱や不安があることを指摘しているが，このような性的問題の発生には，家庭内での情緒的混乱などの幼小児期の恵まれない家庭環境の影響が重要な要素となっているという。West らは，父母から身体的暴力や情緒的拒絶を受けていた強姦犯の例を多数示しながら，養育者からの拒絶や暖かみの欠如が，その後の自信の欠如や将来も拒絶されるという不安，男性性の傷つきの感情を引き起こし，異性との接触に必要な社会的技能の獲得の妨げにつながることを述べている。

Marvasti, J. A. ら[4]は，性犯罪者の外来治療経験をもとに，以下のことを記している．彼らの多くには家族からの虐待・ネグレクトを含む様々な悲惨な体験があり，小児期のトラウマによるトラウマ関連症状——感情のゆれ，衝動性，憤怒反応，対人面の問題，自己損壊的な性格・行動など——がみられたが，典型的なPTSDと診断できる者はごくわずかであった．また，性犯罪者の一部の者では，小児期の性的被害体験は数多い外傷体験の1つでしかなく，ほかの出来事に比べて大きな関心が払われていないこともある．彼らの多くは，日常的に暴力にさらされている機能不全家庭や崩壊家庭に育ち，小児期に両親から歪んだ非機能的な人間関係のもち方を学んでいることが多い．また，性犯罪者では知的障害ないし学業上の成績不良を示す者が多かったが，このことも自尊感情の低さ，自己イメージの乏しさ，自信の欠如，劣等感を引き起こす累積的トラウマになっているという．

　このように性犯罪者における被虐待体験とは，必ずしも性被害に限定されるものではない．しかし，小児期に性的虐待を受けた体験は，性イメージの混乱をもたらし，その後の健康的な性関係イメージの獲得と内在化を阻害する．性は相互充足的な人間関係の要素ではなく，他者を支配する暴力的な手立てとして受け取られるのであり，これが性加害行動に駆り立てる大きな要因となる．

　また，特に小児に対する性犯罪者では，一般犯罪者や非犯罪者に比べて，安心感のない小児期を過ごしたため健全なアタッチメントの形成が阻害されている．小児期に不安定なアタッチメント様式をもった者では，①共感能力や他者の視点をもつ能力の獲得の失敗，②感情の自己統制が困難，③強制的な対人関係のもち方，のために対人場面での問題をもちやすく，特に小児性犯罪者では共感性の欠如が最も重要な問題であるとされる[3]．また，藤岡[1]は，性暴力者にみられる愛着障害について，身体的虐待や性的虐待などのあからさまにひどい目に遭わされてはいないが，本人自身は情緒的な安定感や満足感，生きる実感を得ていないことが多いことを指摘している．

性暴力行動のリスク・アセスメント・ツールの1つであるSVR-20（Websterら）において，児童期の被虐待体験の存在がリスク項目の1つとしてあげられているのも，このような経験的に知られている事実に基づいている。

2　事　例

筆者が行った強制わいせつ事件の精神鑑定例を紹介し，被虐待体験と犯罪との関連について考察を加えたい。なお，個人情報保護のため，趣旨を損なわない程度に細部に改変を加えている。

被告人：A，30歳，男性
罪　名：住居侵入，強制わいせつ
家族歴：実父は大手企業の管理職で，Aは経済的には安定した家庭で育ったが，幼少のころより実父から殴る，叩くなどの激しい身体的暴力を加えられていた。そのため小児期より実父に対して怖れの感情を抱いており，日ごろより，いつどのように理不尽な怒られ方をされるかと絶えず父の顔色をうかがっていた。Aが中学生になると身体的暴力は行われなくなったが，代わって激しい言葉で責められるようになり，Aが大学生になってからも，帰宅できない時間に門限を設定し，遅く帰宅したAの目の前で父がAの食事を投げ捨てるということもあった。
　母親はAに愛情を示していたが，父親の暴力に対しては無力であり，Aを護ってくれることはなかった。
本人歴：先述のように，Aは，専制的・強圧的な父親に暴力を振われて育った。中学生時に実父の仕事の関係で転居したが，転入した学校では，椅子で殴られるなどの身体的暴力やクラス全体から無視されるなどのいじめに遭った。Aは，これに対して「争っても勝てない」と思い，抵抗することなく諦めていた。その後，高校・大学を卒業したが，就職に失敗し，アルバイト生活を送っていた。

13歳ころより現在まで一貫して，10歳前後の女児に対する性的興味を持っている。自然な性欲の高まりはなく，月に2回程度，インターネットで画像を見て作為的に性的気分を高めて自慰を行っているという。大学生時に同年齢の女性と交際したことがあるが，性関係はなかった。

Aには本件事件以前にも同種犯罪の前歴がある。16歳の時に，9歳の女児を林に連れ込んでわいせつ行為をしようとして逮捕され，厳重注意を受けた。23歳時には8歳の女児を自宅に連れ込み体を触るなどの行為をして逮捕され，執行猶予付きの判決を受けた（強制わいせつ）。27歳時に，路上で見かけた10歳の女児を追跡し，被害者が自宅に入ろうとしたところを押し入り，体を触るという住居侵入，強制わいせつ事件を起こしたため，実刑判決を受けて服役した。

本件犯行：犯行当日は，Aは朝から倦怠感，無気力感を感じて部屋で横臥し，母に促されてようやく朝食をとるほどであったが，それにもかかわらずAはコンピュータ機器を買いに行こうと思い立った。

Aは，買い物の帰途，路上で見かけた本件被害者（10歳女児）と会話をしたいと欲し，話しかける機会をうかがいながら同女を追跡した。被害者が自宅のドアを開けて入るところに近づき，「水をください」と声をかけた。被害者が水を汲んだコップを渡すと，Aはさらに，家人がいないことを被害者に確認して家の中に入り込んだ。このとき被害者は明確な拒絶や抵抗を示すことなく，そのため被告人は，家に入ることを被害者が許可してくれたと捉えていたようである。

Aはこのようにして被害者宅に入り込んだものの，女児と話す話題もなく気まずく感じていた。Aは逮捕されるまで，気まずさのためにその場から逃げ帰ったように記憶していたが，取り調べで捜査官から事件について思い出すように迫られて，事件内容を断片的に想起したという。それによれば，Aは女児と二，三言葉を交わし，そのとき「女の子の服を引き裂いて犯したい」「女の子を壊したい」という凶暴な気持ちが突然湧き起こった。一方で「そんな残酷なことをしてはだめだ」とも感じたが，相手を壊したい欲求に抗しきれず，被害者を引き寄せて抱きしめた。このとき女児の乳

房が腹に当たったことから，直接乳房を触りたいと思い，被害者を押し倒して体を触り（触った部位については，被害者の証言とＡの供述に相違がある），さらに被害者にキスをした。Ａは，立ち上がって逃げようとする被害者を再び押し倒したが，被害者から押し返されたところで「ハッとして我に返り，『大変なことをしてしまった』と思って」逃げ帰った。

　精神鑑定：被告人の情状面につき意見を求められた。Ａの面接態度は協力的で真摯であるが，回答は言葉足らずで抽象的であり，しばしば真意を理解しにくい。他者とのコミュニケーションが拙劣であるという印象を受ける。ただし，精神疾患を疑わせるような思考の障害はみられない。

　無気力，気分の落ち込み，食欲低下，体重減少があり，抑うつ状態である。これには逮捕・勾留という状況の影響も考えられるが，事件以前にも慢性的な抑うつ気分，意欲・関心の欠如が確認されているところから抑うつ神経症と診断した。

　また，鑑定中にＡが明らかにしたところでは，中学時より以下のような精神医学的には解離として理解しうる体験を有していた。

1）耳が遠い。聴力検査では異常がないが，人の声が聴き取りにくい。
2）注意力が持続しない。自分で注意力を「オン」と「オート」に切り替えることができ，「オート」にすると嫌な思いを軽減できる。最近は勝手に「オート」になることもある。
3）現実感が薄い。透明な板か膜をへだてて物事に接している感覚がする。夢の中のほうがかえって感覚がリアルである。

　性嗜好についていえば，思春期前の小児に対する性的関心があり，性的衝動の行動化（複数回にわたる犯罪行動化）がある点などからして小児性愛と診断できる。

　以上のように診断を行った上で，筆者は鑑定書に以下のような意見を記載した。Ａが父親から受けた虐待ともいえるような暴力的な養育は，Ａにおいて支配−被支配を軸とする脅威に満ちた対人関係の持ち方を身につけさせることになり，それは中学での激しいいじめの体験によって強化されたと思われる。そこではＡはつねに支配される側であり，それに逆らえな

い無力感や誰からも護ってもらえない絶望感が増大していった。不快で困難な状況に対しては，「オートにする（＝意識を切り離す）」原始的な防衛方策を身につけた一方，自分よりも弱い立場の小児に支配力を及ぼして代償的に自分の力を確認しようとしたり，受容を求めたりしたことが犯罪行動につながっていったと考えられる。

　Ａは自分の思考や感情の気づきに乏しいことも特徴的である。一般に性犯罪の背景には，日常生活の中での葛藤や傷つきに伴う怒りやいら立ち，不安などの陰性感情の溜め込みがあると理解される[6]。Ａも本件犯行の前に，自分１人だけ仕事が遅いため上司に叱責されたという負荷的な出来事を体験していたが，しかしそれに伴う怒りや悲しみは自覚されていなかった。Ａは特に暴力に対する嫌悪感が強く，自分に怒りや恨み，憎しみのような攻撃性を伴う激しい否定的感情があることを否認していたのである。これらの陰性感情が自覚されないため適切に処理されずに溜め込まれ，強い攻撃衝動として暴発的な犯罪行動化に至っている。

　また，Ａの小児性愛傾向も，トラウマ体験との関わりから説明される。性嗜好異常をもつ者では，性的虐待を含めて小児期のトラウマ体験が多く，特に小児性愛ではそれが著しいとされる。また，Sawl, G. A. ら[8]は，発達論的立場から小児性愛の形成を説明しようとしている。少年期・青年期における養育者との愛着形成が不適切であると，不適切なコーピング方法を身につけるようになり，その１つの形態が小児性愛だという。もちろん，虐待やいじめにより肯定的な自己イメージをもてず，劣等感を解消するための支配欲求から小児性愛が形成されたという理解も可能である。

　犯行時の記憶の欠損については慎重に受け取る必要があるだろうが，全くの虚言とも思われない。自分が残酷な攻撃衝動をもち，女児に性暴力を振うような人間であることを直視したくないという心理機制の関与を想定しうる。

　以上のようにＡの犯行に関わる要因を列挙した上で，再犯予防には，対人関係の拙劣さから生じる日常生活でのストレス軽減のための社会技能の向上や，自己の感情状態の気づきを高め適切な陰性感情の処理を行うため

のセルフ・モニタリング能力の獲得が重要であること，性犯罪者処遇プログラム受講により，それら諸点の改善効果を期待しうることを記した。

3 性犯罪者の治療の中で被虐待体験をどう扱うか

　ここまで被虐待体験がどのように性加害行動発現に影響するかをみてきたが，このような被害体験のある性犯罪者を治療する場合，照準をトラウマの解消に合わせる考え方もありうるだろう。そのような1例として次の報告例を紹介したい。

　吉村ら[11]は，小学女児への強制わいせつ行為を繰り返した16歳の男子事例に対して，トランスパーソナル的なトラウマ解消技法である process oriented memory resolution（POMR）を行い，高圧的・懲罰的な父親から暴力的方法で厳しく育てられた外傷的体験を追想させ，現在の観点からそれらの体験にまつわる情動や認知の変化をはかったところ，女児へのわいせつ行為欲求が消失し，対人関係も好転するなど好結果を生んだことを報告している。

　吉村らは，このケースにおいて，父親の高圧的懲罰的養育が3つの機序，すなわち①自尊心の傷つきが対人関係，特に異性関係の持ち方を損ない，その代償として女児が性対象として選ばれていたこと，②暴力による養育が内的倫理規制の欠如をもたらしたこと，③父との関係の中で植え付けられた被害者意識（無力感や受動性）を克服し能動性を回復する試みとして，女児への加害を通じて力の感覚を得ていること——で，少年のわいせつ行為の発現に関与したと考察している。そして，POMRの，過去の癒しと自己観の修正，内的倫理資源の活用，エンパワーメントや受動性と能動性の統合などの技法が，問題の改善に有効であったという。

　この外傷体験と性犯罪行動化の関係の考察には説得力があるし，自己価値観の低下，男性性の傷つきや支配－被支配を軸とする人間関係のもち方などの性暴力行動の促進要因を，トラウマの発生段階に遡って解消したことで治療的効果を上げたという経過も示唆的である。

しかし，それでも筆者としては，性犯罪者治療においてトラウマの解消に重点を置くことには懸念を覚える。性犯罪者を「被害者」としてのみ扱うことは，彼らに自分の行為の責任を直視することを妨げる危険があるからである。

 一般に性犯罪者では，自身の責任を認めないか，認めても低く見積もる傾向がある。いわく，被害者の装いや振舞いのせい，酒のせい，性欲が強いせい，等々。これらの言い訳を認めず，犯罪行為の責任を本人に引き受けさせることが性犯罪者治療の第一歩であり，この段階を経ずに，性犯罪者自身の被害体験を犯行の原因として説明することは，本人に恰好の正当化の根拠を提供しうる。

 藤岡[1]は，性犯罪者の治療教育では，まず対象者自身の性暴力行動をすべて表に出し，その後にその背景にある過去の辛い体験を扱う，とする。そして，①自分がひどい目に遭ったからといって，他人をひどい目に遭わせる権利はないこと，②幼い頃は適切に対処できなかったのも無理はないが，成人になり（あるいは成人になりつつあり），これまでとは異なる適切な対処ができること，できるようになることが大人としての責任であること，を示していくことが重要であるという。藤岡が言うように，このような形で性加害者自身が受けた被害の辛さを扱うことで，はじめて加害者が被害者の心情を理解できるようになるための準備が整うのである。

 筆者が吉村らの報告に対して違和感を覚えたのは，そこには，加害者が自身の加害行為にどう向き合うかという視点が希薄な印象を受けたからである。「引っ込み思案を治し，同年代の女性と話ができるようになること」という，加害少年があげた治療目標はたしかに達成されつつあったかもしれない。しかし，一方，被害者側の要望から治療が始まっていることを考えたとき，そこにはさらなる被害者を出さないという治療目標も自ずと要請されていたはずであり，そのためには，面接の中で事件のことを思い出して話す必要があること，自身の犯罪に向き合う覚悟を持ってもらうことを，治療者と少年の間であらかじめ確認することが，治療上必要であっただろう。この点が，少年が「自分のしたことを思い出すから嫌だ」と言っ

て面接をキャンセルし始め，最終的に中断に至ったという経過に影響しているように思われる。

批判がましいことを縷々述べたが，外来で性犯罪者の治療を行うことには種々の困難や制限があることも事実である。直面的な方法をとることによってアクティング・アウト（特に再犯）の危険を高めるかもしれず，また治療動機づけが乏しい対象者に，非強制的な枠内で，直面化やインテンシヴな治療を行うことは早期の治療中断を招くおそれもある。しかし，何にせよ，対象者が自分の責任に向き合えない段階で，性犯罪行動がトラウマによるものであるというインストラクションのみを与えることは，対象者に都合のよい「被害者」役割を提供し，その認知の歪みを強化することにつながりうるということに，治療者は注意を払う必要があるだろう。

最後に性犯罪者治療の第一人者 Marshall, W. L. の「被虐待体験があることは性加害行動の説明にはなるが，理由（言い訳）にはならない」という言葉を紹介したい。

おわりに

本章では性犯罪者における被虐待体験に限定して論を進めたが，言うまでもなく性加害行動は虐待のもたらす影響のごく一部に過ぎず，他の形での反社会的行動や逸脱行動として現れることもある。しかし，どのような形であれ犯罪を行った被虐待者に対して，治療者は，本人の傷つきへの理解と共感を保ちつつも，虐待を受けた過去を犯罪の言い訳にさせない配慮をする必要があるだろう。

文　献

1) 藤岡淳子：性暴力の理解と治療教育．誠信書房，東京，2006．
2) Hunter, J. A., Becker, J. V.: Motivators of adolescent sex offenders and treatment perspectives:（ed.）, Shaw, J. Sexual aggression. American Psychiatric Press, Inc., Washington, D.C. 1998.

3) Marshall, W. L., Fernandez, Y. M., Marshall, L. E., et al. (ed.): Sexual offender treatment. John Wiley & Sons Ltd., New Jersey, 2005.
4) Marvasti, J. A.(ed.): Psychiatric treatment of sexual offenders-treating the past traumas in traumatizers. Charles C Thomas, Springfield, 2004.
5) 森田展彰：被虐待体験によるトラウマ反応の観点から見た犯罪・非行とそれに対する治療的な介入. 犯罪学雑誌 71(3): 80-86, 2005.
6) 小畠秀吾：性犯罪者処遇プログラム. 精神療法 33(2): 63-65, 2007.
7) Salter, D., McMillan, D., Richards, M. et al.: Development of sexually abusive behaviour in sexually victimized males: A longitudinal study. Lancet, 361(9356); 471-476, 2003.
8) Sawl, G. A., Kear-Colwell, J.: Adult attachment style and pedophilia; A developmental perspective. Int. J. Offender Therapy Comparative Criminology, 45(1); 32-50, 2001.
9) Struve, J.: Dancing with the patriarchy; The politics of sexual abuse: (ed.), Hunter, M. The sexually abused male; Prevalence, impact, and treatment. Vol. 1. Lexington Books, Lexington, 1990.
10) West, D. J., Roy, C., Nichols, F.L.: Understanding sexual attacks. Heinemann Educational Books Ltd., London, 1978.（作田 明訳：性的攻撃―強姦の精神病理―. 金剛出版, 東京, 1985.）
11) 吉村哲朗, 田中万里子, 中島聡子：Process oriented memory resolution が奏功した小児性愛の 1 例. 精神療法 31; 716-725, 2005.

9. 性犯罪加害者の治療教育

はじめに

　性犯罪は累犯性が高いと考えられており，性犯罪者の再犯予防のために古くからさまざまな方策が試みられてきた。現在，刑務所や保護観察所で行われている性犯罪者処遇プログラムは，司法的処遇（treatment）であり，かつ治療教育（treatment）でもある点で，一般の精神科臨床とは異なる特殊な性格を持つ。

　本章では，性犯罪の心理機制とその抑止方策を解説し，本邦の矯正施設や保護観察所で行われている処遇プログラムについて説明を加える。

　性犯罪者の再犯予防は，本人が自らの責任を引き受け，再犯に至らないようにセルフ・コントロールできるようになることを目指す。医師が治療を請け負う一般の医療モデルとは異なり，教育的なかかわりを通じて当事者の主体的・能動的な変化を促すことを重視する点で，依存症やパーソナリティ障害の臨床に近い。その意味で，「治療」という言葉を用いることは不適切であるばかりか弊害があるとすらいえるが，本稿では便宜的に「治療」の語を用いることにする。

1　性犯罪のメカニズム

　治療方針を立てるためには性犯罪がどのようにしてなされるのか，その機序を理解する必要がある。そこでまず，性犯罪にかかわる心理機制について略述しておきたい。

性犯罪は性的欲求に限らずさまざまな欲求が動機となって生じる。多くの場合，それは力の確認，優越や支配，依存などであり，これらの欲求を相手の意思を無視して性的な手段で充足させようとする行動が性犯罪となる[1]。必ずしも性欲の強さが性犯罪をひき起こすわけではないことは，性機能が低下する初老期に性犯罪を初発する場合が稀ではないことがその証拠となろう。退職およびそれに伴う家庭内での地位の低下，（性機能も含めた）体力の衰えなど老化による男性性の喪失を代償し，自身の力を確認しようとして性犯罪を起こすと理解される。

　性犯罪者の心理的背景として，愛着の問題や対人技能の問題が指摘されている[2]。対人関係において孤立や傷つき，無力感を感じやすく，それに伴う怒り，苛立ちや寂しさなどの陰性感情を，性的ファンタジーへの耽溺や性的行動（ナンパや性風俗での性交など）によって解消をしていくなかで，性が即時的な欲求充足の手段となり，性的行動や性的思考に傾斜していく。性暴力的なアダルトビデオやインターネットの情報による性的空想がエスカレートすると，空想内容を自分の生活行動圏で実行可能なものとして考えるようになる（「計画」）。これは，性犯罪が正当な選択肢の1つとして知覚される（＝「性犯罪のスキーマ」を持っている[3]）と表現される事態である。下見や対象女性の物色などの準備行動を経て，性加害に至る。加害後に達成感や満足感を得れば，それは性暴力による不適切なコーピングを強化することになり，一方，行為後に罪悪感や逮捕の恐怖などネガティブな感情を生じれば，それを打ち消すように最小化や合理化など，性犯罪を許容し自身の犯罪行為の本質を小さく見積もる考え方が形成・強化されるであろう。このような性犯罪のスキーマが活性化され犯行に至る習慣化したパターンは，図1のように1つのサイクルとして図示される。

　治療教育を効果的に進めるためには，アセスメント・ツールを用いて個々の対象者のリスクを正しく把握することが不可欠である。性犯罪のリスク・アセスメント・ツールとしては，保険数理的（actuarial）な尺度（Static-99, SORAG, J-SOAP-II など）や構造化された臨床的尺度（SVR-20, ERASOR など）が開発されている。リスクには，統計上再犯との関連が認められる

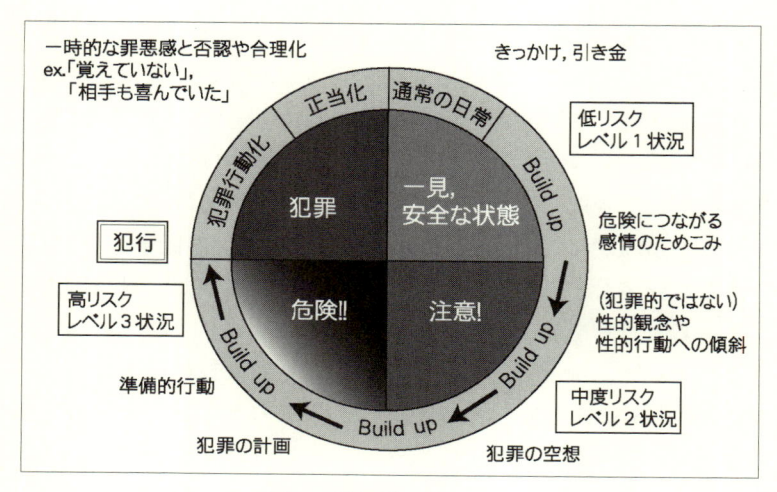

図1 再犯罪のサイクル

がそれ自体変えようがない静的リスク（たとえば，若年であること，過去の性犯罪歴，粗暴犯罪歴，男性被害者の存在など）と，治療的介入により変化を期待しうる動的リスク（加害的な性嗜好，性犯罪を容認する態度，感情統制力不足など）があり，特に後者は治療戦略を立てる上で重要な情報となる。

2 治　　療

1 認知行動療法

　上述のように性犯罪行動を，さまざまな感情や思考が影響し合いリスクが高まっていく状況で，適切なコーピングができず不適切な選択が重なった結果惹起されるものと理解すれば，その抑止のためには，それにつながる認知や行動を変容させることが有用である。現在，世界的に認知行動療法が性犯罪者の治療教育の主流となっているゆえんである。

　最も広く用いられているものは relapse prevention（RP）である。RP は，1980年代に Marlatt, G. A. らによってアルコール・薬物依存の治療技法とし

て開発されたが，その直後から Pithers, W. D. や Marques, J. によって性犯罪者の再犯予防方策として応用されていた。RP アプローチは，過去の犯罪と思考，感情，行動との関連を把握して高リスク状況を特定し，高リスク状況を回避する方策や高リスク状況での適切なコーピングを考え，身につけることを目的とする。

Pithers のオリジナルのモデルでは，ネガティブな気分状態が高リスク状況であると理解されていたが，Ward, T. らの自己制御（self-regulation）モデルは，犯罪にはネガティブ感情による経路とポジティブ感情による経路があると主張した[4]。

まず，再犯を避けようとする回避経路と性犯罪に接近する接近経路を想定する。前者には，回避－受動経路（行動統制スキルが不十分で衝動的になりやすい），回避－能動経路（逸脱した思考や行動を制御しようとするが方略が不適切；誤制御）があり，これらはネガティブな感情状態に結びつく。

一方，後者には，接近－自動経路（自動的な目標指向的行動プランが「犯罪スクリプト」として発動する），接近－明示経路（犯罪を目的として完全な自己制御のもとで犯罪を行う）がある。これらはネガティブな感情にもポジティブな感情にも結びつく。

改訂された RP では再犯プロセスの精緻な分析を可能にする自己制御モデルが取り入れられているが，問題に適切に対処する能力の欠如を重視する点は変わらない[3]。

先述のように，伝統的な RP 技法は，リスク・マネージメントに重点を置き，高リスク状況に陥らないため，あるいは高リスク状況においても犯罪行動を選択しないための回避方策を獲得しようとするものである。しかし，「～しない」という目標設定（回避目標）は「～できるようになる」という目標設定（接近目標）よりも変化への意欲を維持しにくいという知見を踏まえて，近年取り入れられているのがグッドライフ・モデルである。単に犯罪回避を目指すのではなく，他者を傷つけない充実した生活（good lives）を実現することを目標とすることにより治療の動機づけや継続性を

高める。

　性犯罪者は，否認（「警察に〔被害者に〕陥れられた」「覚えていない」etc.），最小化（「そんなに何度もやっていない」「脅しも無理強いもしていない」etc.），合理化（「相手から誘ってきた」「相手は嫌がっていなかった」「自分は酔っていた」etc.）などの機制を用いて，自分の行為の本質を小さく見積もる。これらの認知の歪みが，性犯罪を許容・促進し，行動パターンを維持，強化する。治療では，対象者に，それらの信念にどの程度，確かな根拠（"truthfulness"）があるか検証するよう促す[4]。性犯罪者の認知の歪みはアセスメントや治療のなかでとりわけ重視されてきたが，これには近年，批判もあり，「犯行時」に生じた言い訳や正当化は犯罪につながるスキーマの産物として治療上重要であるが，「犯行後」のものは適切な治療ターゲットではないという主張もある[3]。

2　行動療法

　学習理論（古典的条件反射理論，オペラント学習理論）に基づく行動療法的な技法として，嫌悪療法，潜在感作法（covert sensitization），オルガスム再条件づけなどがある[5],[6]。潜在感作法では，対象者に倒錯的ファンタジーを空想させ，続けて嘔吐を催すような刺激臭（たとえばアンモニア）をかがせることで，逸脱的性ファンタジーに不快な刺激が結びつくように条件づける。また，オルガスム再条件づけでは，対象者は倒錯的な性刺激を用いてマスターベーションを開始し射精の直前に適切な性刺激に置換する。この練習を繰り返すなかで，適切な性刺激に置換していくタイミングを徐々に早めていき，最終的に適切な性刺激だけで性的満足を得られるようにするものである。ただし，これらの治療技法については有効例の報告はあるものの，有効性に関するエビデンスはない。

　この種の技法は性嗜好の修正を志向しており，性嗜好障害を持つ性犯罪者を対象としている。性嗜好異常は確かに性犯罪のリスクとされており，性嗜好の修正はリスク軽減に寄与するが，しかし性嗜好の修正が性犯罪抑止に直結するわけではない。それは，性嗜好障害者の多くが性犯罪を起こ

さないことや，狭義の性嗜好障害を有さない性犯罪者も少なくないことを思えば明らかであろう。

しばしば性嗜好異常と性犯罪は混同されがちであるが，われわれが治療標的とするのはあくまで性犯罪行動であることは強調しておきたい。性嗜好の修正も性犯罪のリスク軽減という目標の下で行われるべきであり，治療者の性的価値観を押しつけるように，性嗜好を「正常」で「健全」なものにすることを目的としてはならない。

3　薬物療法
1　薬物の種類

現在，欧米では性犯罪者に対して使用する薬剤は抗うつ剤とホルモン製剤が中心である。本邦では，保険適応の関係からホルモン治療はほとんど行われておらず，もっぱら抗うつ薬に限られていると思われる。なお，本邦の矯正施設などでは薬物治療は導入されていない。

抗うつ薬は，通常は副作用とされる性欲減退や勃起・射精障害を期待して用いる。また，性嗜好障害（特に露出症や窃触症）では強迫性を伴うことが少なくないが，これも抗うつ剤使用の根拠となる。SSRIやSNRIが第一選択薬であるが，これらの薬剤では賦活症候群による性的攻撃性の増大を生じる危険もある。

男性の性的活動性は，男性ホルモンの一種であるテストステロンによって発現・維持される。そこで，性犯罪者に対してテストステロンの作用を抑える抗男性ホルモン剤〔medroxyprogesterone acetate（MPA），cyproterone acetate（CA）〕の使用が試みられてきた。抗男性ホルモンの有効性に関する大規模な実証的研究としてOregon depo-Provera Program[7]があげられる。

米国オレゴン州では，州法により2000年から性犯罪受刑者の出所に先立ち，MPA（Depo-Provera®）使用による再犯リスク軽減が見込めるか否かの評価が義務づけられるようになった。これに基づき，2000～2004年の間に275名がDepo-Proveraスケール（後述）とStatic-99によって評価され，そのうち134名はMPA治療が適当と判断された。MPA治療が必要と判断

されて治療を受けた群（79名），MPA治療が必要とされながら治療を受けなかった群（55名），MPA治療が不要と判断された群（141名）を比較したところ，MPA治療を受けた群では性犯罪の再犯がなく，他の2群に比べて性犯罪以外の犯罪の再発も有意に低かったという。このほかにも抗男性ホルモンの有効性を示唆するデータは多い。ただし，抗男性ホルモン剤には，体重増加，抑うつ，易疲労，攻撃性増大，女性化乳房，肺塞栓などの副作用も多い。

1990年代から，ゴナドトロピン放出ホルモン拮抗剤（GnRH agonist）の有効性が注目されている。LHRH拮抗剤（leuprolide acetate）の投与により，下垂体からの黄体化ホルモン（LH）の産生が選択的に抑制され，その結果，テストステロンの産生も選択的に抑制されることになる。MPAやCAといったステロイド系薬物が多くの副作用を生じるのに対して，テストステロンを選択的に抑制するLHRH拮抗剤は副作用が比較的少ないことから，当初は「きわめて安全な薬物」と呼ばれ，注目された。しかし，使用報告例が増えるにつれ，GnRH拮抗剤にも看過できない副作用があることが知られるようになってきた。最も重要な副作用は骨密度低下および骨粗鬆症であり，長期的に使用する場合，骨密度検査を毎年行うべきである。また，LHRH拮抗剤は，長期間使用によりゴナドトロピンの分泌を抑えるが，使用開始後2〜4週の間はむしろゴナドトロピンの分泌が上昇し，その結果，精巣でのステロイド合成が活発化するため，性欲の亢進をもたらすことがある（燃え上がり現象; flare phenomenon）。

薬剤の選択や用量については，Bradford, J. ら[8]が提案している性犯罪者の薬物療法のアルゴリズム（**表1**）が参考になる。

薬物療法は性欲の減退を目指すものであるが，先述のように性欲の強さは必ずしも性犯罪の主要な要因ではない。あくまでも薬物療法は有効な補助的治療法にとどまるが，これを効果的に活用することにより心理療法的介入の効果を高めることができる。

2　薬物療法の適応

Marvasti, J. A. ら[6]は，性犯罪者への薬物療法の適応として，①再犯リス

表1 薬物治療のアルゴリズム

レベル	薬物の種類・使用量	薬物が性行動に及ぼす影響
レベル1	性的逸脱の重篤度にかかわらず認知行動療法(RP)から開始	
レベル2	SSRIによる薬物療法を開始	全体的な性欲には大きな影響を及ぼさない範囲で,歪んだファンタジーや性的衝動,行動の抑制が生じる.性欲の抑制は,通常の性活動が可能な程度
レベル3	常用量のSSRIで効果が得られない場合,低用量の抗男性ホルモンを経口で開始 (例：sertraline 200mg, P.O. + MPA 50mg)	歪んだファンタジーや性的衝動,行動の抑制とともに中程度の性欲の減退が生じる.通常の性的活動はできるが,活動レベルは低下する.この段階では,反応は用量依存的である
レベル4	高用量の抗男性ホルモンを経口で(例：50〜300mg MPAあるいはCA)	歪んだファンタジーや性的衝動,行動の抑制とともにかなりの性欲の減退が生じる.通常の性的活動はできるが,活動レベルは低下する
レベル5	高用量の抗男性ホルモンを筋注(1〜4週ごと300mg MPAimあるいは2週ごと200mg CAim)	
レベル6	毎週200〜300mg CA筋注あるいはLHRH拮抗剤を用いて,完全な男性ホルモンの抑制を行う	性衝動の完全な抑制

(文献[8]より)

クが高いこと,②精神疾患を伴うこと,③嗜癖のレベルに達するほどの過剰で強迫的なhypersexuality,④以前に治療に失敗していること,⑤認知療法的試みでは行動を管理できないほどの過剰な性欲,をあげている.先述のオレゴン州の取組みでは,MPA治療の必要性をスクリーニングするためにDepo-Provera スケール(表2)[9]を作成しているが,その項目もほぼ同様である.

もちろん,性犯罪の背景に統合失調症など狭義の精神疾患が存在する場合には,再犯抑止に薬物療法による原疾患の治療が必要となる.

表2　Depo-Provera 尺度

1. 被害者が複数である	1
2. 複合的性倒錯傾向がある	1
3. 偏向的 *	1
4. プレチスモグラフや Abel Screen によって，逸脱的な性的関心の存在が確認される *	2
5. 被害者とともに生活をしていない	1
6. 性犯罪時に暴力を用いている	1
7. 男性の被害者がいる *	2
8. 出所予定時に 30 歳以下である	1
9. 中枢神経系の機能障害（発達障害や脳外傷など）がある *	2
10. 精神疾患の既往歴がある	1
11. 地域でのスーパービジョンを受けている間に性的問題を起こしたことがある	1
12. 施設内で性的問題を起こしたことがある	1
13. 性犯罪者のための治療を受けて失敗したことがある	2

　3つ以上の項目に該当する場合，* 印のついた項目の2つ以上に該当する場合，合計で6点以上になる場合には Depo-Provera の使用を検討するべきとされる．

(文献[9]より)

3　薬物療法において留意すべき点

　個人が希望して臨床機関で投薬を受ける場合は一般の医療と大きく変わるところはなく，倫理的な問題は少ないと思われる．性犯罪者に対する薬物治療の倫理が問われるのは，それが制度として強制力を持つ場合であろう．Halleck, S. L.[10] は，薬物療法には苦悩を軽減するという対象者にとっての利点がある一方で，身体的不能力や心理的苦痛の形で過度の害を受ける危険もあると指摘する．そして，どの種の性的問題がそのような治療を強制する必要があるほど重大な問題を社会にもたらすかを見定める必要があり，長期的な追跡調査により薬物療法の弊害が現在予想されているものより大きなものではないことを確認する必要があるという．

　また，薬物治療は有効な選択肢の1つでありうるが，その使い方によって治療阻害的な影響をもたらす危険もあると筆者は考えている．性犯罪者治療は，対象者が自身の犯罪の責任を引き受け自らの問題として取り組む

表3 矯正施設における性犯罪者処遇プログラムの全体構造

科目	セッション数	高密度	中密度	低密度
オリエンテーション	1～2	必修	必修	必修
第1科 自己統制	26 (12)	必修	必修	必修 (凝縮版)
第2科 認知の歪みと改善方法	11	必修	選択	―
第3科 対人関係と社会的機能	9	必修	選択	―
第4科 感情統制	8	必修	選択	―
第5科 共感と被害者理解	10	必修	選択	―
小計	65～66	65～66	35～58	13～14
メンテナンス	4～	必修	必修	必修
合計	69～	69～	39～	17～

各セッションは標準100分，週1～2セッションを実施する．高密度：8ヵ月（週2回の場合）～16ヵ月（週1回の場合），中密度：4ヵ月（最短，週2回の場合）～14ヵ月（最長，週1回の場合），低密度：3ヵ月（週1回の場合） （文献11）より）

ことを出発点とする．この点を明確にしないままでの薬物治療は，性犯罪を疾患と見なすことにつながり，ひいては責任の外在化を促しかねない．性犯罪者が自ら投薬を求めて医療機関を訪れる場合，それを積極的な治療意欲と評価するのは早計である．「私の病気を治してください」という態度は自身の責任の否認にほかならず，その求めに応じて安易に投薬することは対象者の認知の歪みを強化する危険があることに治療者は注意を払う必要がある．

3 わが国の性犯罪者処遇

カナダをはじめとする海外諸国の矯正施設や更生保護施設では1970年代から有効な処遇方策が模索されてきたが，現在では認知行動療法をベースとするプログラムが主流となっている．本邦でも，法務省が2006年にカナダや英国を参考に処遇プログラムを策定し[11]，全国の刑務所（2013年8月時点で19庁）や保護観察所で施行されている．

表4 保護観察所でのプログラム

対象者 \ 種別	仮釈放者	執行猶予者
標準	導入＋コア＋指導強化(＋家族)	導入＋コア＋指導強化(＋家族)
保護観察期間が3月未満	指導強化(＋家族)	
矯正施設でのプログラム終了者	コア＋指導強化(＋家族)	
重度の精神障害者, 発達障害者(知的障害を含む), 日本語を解さない者等	指導強化(＋家族)	指導強化(＋家族)

（文献 11) より）

　本邦の処遇プログラムは，罪名によらず性的動機に基づく事件を行った者を対象とする。受刑者は，プログラム受講要否を判断するスクリーニングを受け，受講が必要と判断された者は心理技官による調査の上，アセスメント・ツールにより評価されたリスクに基づいて，高密度・中密度・低密度の3種のプログラムのいずれかに振り分けられる。

　矯正施設で行われているプログラムは表3に示すとおりである。固定メンバーのグループワークの形をとるが，これには自助グループ的側面と教育的側面がある。「自己統制」「認知の歪みと改善方法」「対人関係と社会的機能」「感情統制」「共感と被害者理解」の5科目からなり，自身のリスクやパターンに応じた再発予防計画（セルフマネージメント・プラン）を作成する。

　保護観察所における処遇プログラムは表4に示すとおりである。基本的に矯正施設で行われるプログラムと同様の背景理論に基づいており，矯正と保護で一貫した処遇が行われるように作られている。執行猶予者および3ヵ月以上の保護観察期間のある仮出所者を対象とする。

　2012年，プログラム施行開始後5年間の効果が発表された[12]。それによれば，プログラム受講群は非受講群に比べて，すべての犯罪で再犯率は有意に低く，性犯罪以外の粗暴事犯の再犯率も低い傾向にあったが，性犯罪

の再犯率には有意差は認められなかったという。この結果により，現行のプログラムは性犯罪にかかる動的リスクのうち反社会的志向性の修正には効果があるものの，逸脱した性的関心への介入に改善の余地があることが示唆されている。

　プログラム受講前後での対象者の変化に関する調査報告もある[13),14)]。2009年1月から2010年6月末までに，対象者167名に自己回答式質問紙（自己効力感尺度，認知のゆがみ尺度，社会的自尊心尺度，攻撃性尺度，動機づけ尺度）を用いて調査した結果，自己効力感や社会的自尊感情が高まり，性犯罪に結びつく認知のゆがみや攻撃性が低下し，望ましい変化に向けた行動を維持しようとする構えがみられるようになったことが示された[13)]。また，2006年5月から2012年2月末までの間に，1,986名を対象にプログラム受講前後の動的リスクの変化を調べたところ，受講後に動的リスクが低下しており，特に「性的自己統制」（性衝動の統制力の問題の大きさ），「性暴力支持的態度」（性犯罪の言い訳となるような，性犯罪を許容しまたは大目にみる態度や価値観を抱いている傾向の強さ），「一般的自己規制」（対象者が自己の反社会的な考えや行動を自覚し，抑制する能力の乏しさ）が大きく低下したとされる[14)]。以上のように，今後の課題は残るものの，性犯罪者処遇プログラムには一定の効果が確認されている。

おわりに

　矯正施設や更生保護施設での処遇体制が整えられたことには大きな意義があったが，言うまでもなくこれらの施設での治療教育の提供は服役期間や保護観察期間に限られる。プログラムの効果は永続的なものではなく，再犯抑止のためにはむしろその後の社会生活を送りながらのメンテナンスこそが重要となるが，対象者が服役・保護観察終了後の治療継続を望んでも，現時点では，対応してくれる民間の臨床機関を探すことは難しい。社会内における治療教育的受け皿を充実させていくことは急務といえる。

文　献

1) 藤岡淳子：性暴力の理解と治療教育．誠信書房，東京，2006．
2) 森田展彰，佐藤親次，小畠秀吾：パラフィリアと人格障害・犯罪．臨床精神医学講座 S4 摂食障害・性障害，中山書店，東京，p.429-455. 2000.
3) Marshall, W.L., Fernandez, Y.M., Marshall, L.E., Serran, G.A.(ed.): Sexual Offender Treatment. Controversial Issues. John Wiley & Sons Ltd., Chichester, 2006. (小林万洋，門本 泉監訳：性犯罪者の治療と処遇　その評価と焦点．日本評論社，東京，2010.)
4) Laws, D.R., Hudson, S.M., Ward, T.(ed.): Remaking Relapse Prevention with Sex Offenders. A Sourcebook. Sage Publications, Thousand Oaks, 2000.
5) Maletzky, B.M.: Treating the Sexual Offender. Sage Publications, Newbury Park, 1991.
6) Marvasti, J.A. (ed.): Psychiatric Treatment of Sexual Offenders. Treating the Past Traumas in Traumatizers. Charles C Thomas Ltd., Springfield, 2004.
7) Maletzky, B.M., Tolan, A., McFarland, B.: The Oregon depo-Provera program: a five-year follow-up. Sex Abuse. 18: 303-316, 2006.
8) Bradford, J., Harris, V.: Psychopharmacological treatment of sex offenders. In: Rosner, R.(ed.): Principles and Practice of Forensic Psychiatry. 2nd ed. Arnold, London, p.685-698, 2003.
9) Maletsky, B.M., Field, G.: The biological treatment of dangerous sexual offenders: A review and preliminary report of the Oregon pilot depo-Provera program. Agg Viol Behav. 8: 391-412, 2003.
10) Halleck, S.L.: The ethics of antiandrogen therapy. Am J Psychiatry. 138: 642-643, 1981.
11) 法務省：性犯罪者処遇プログラム研究会報告書．2006.
12) 法務省矯正局成人矯正課：刑事施設における性犯罪者処遇プログラム受講者の再犯等に関する分析．2012. URL: http://www. moj.go.jp/content/ 000105287. pdf.
13) 山本麻奈，松嶋祐子：性犯罪者再犯防止指導の受講前後比較による効果検証について（その1）．刑政 123(10)：86-95, 2012.
14) 山本麻奈，松嶋祐子：性犯罪者再犯防止指導の受講前後比較による効果検証について（その2）．刑政 123(11)：70-79, 2012.

10. ひきこもりと犯罪

はじめに

　近年，ひきこもりへの関心の高まりは著しい*註。それは，1つは精神医学的観点からの（精神科医の）関心であり，1つは近年増加した社会現象としてのひきこもりに対する社会の（マスコミ・ジャーナリズムの）関心である。前者については，現在注目を集めているのはいわゆる「非精神病性のひきこもり」であり，これを精神医学的にどう位置づけるか，どのように治療的介入を行うかが盛んに論じられている[3), 4), 11), 15)]。一方，後者においては，ひきこもりは「近代化にともなう必然の過程」[13)]とみる見方は極端なものであるにしても，メディアへの没入，人間関係の希薄化というクリシェで語られることが多い。この両者の視点はそもそも微妙にかみ合わないが，そのような中にあって臨床家とジャーナリズムあるいは世間の関心が交錯するのは犯罪の問題である。

　1980年代末の「埼玉連続幼女誘拐殺人事件」から1999年の「新潟少女監禁事件」まで，「ひきこもり」（それらが精神病性のものであるか否かの議論は措くとして）の青年が引き起こす重大犯罪が繰り返しセンセーショナルに報道されてきた。最近では，ひきこもりの青年がインターネットの世界に耽溺し，その中で自らの衝動性を自覚し次々に殺人事件を起こして

---

*註　本章は2000年に発表したものである。

いく，という小説[6]が刊行されたばかりである。しかし，実際のところ，筑波大学精神保健グループが300件以上の司法精神鑑定を行ってきた経験から言えば，ひきこもりの犯罪は数の上では決して多くはない。少なくとも，ひきこもりそのものに犯罪行動との親和性があるとは言い難いと思われる。しかし我々の鑑定経験からみて，ひきこもりの特徴的な心理状態がときに犯罪行動に結実しうることもまた事実である。

　本論はひきこもりの犯罪を総括することを目的としていないし，そもそも我々はまだそれに充分な知見を有しているとは言えない。ここでは我々の精神鑑定例の中から，ひきこもりの心理が犯罪に結びついた2事例を呈示する。その心理機制は対照的とも言えるものであるが，ともに今後，ひきこもりの犯罪を概観する際の中核的なパターンとして位置づけられるものと思われる。

1　事　　例

〔事例A〕犯行時25歳，男性

　犯行内容：近所の女性が野良犬を追い払ったことに憤慨し，怒鳴った上，この女性の頭部・腹部を殴打し，目を指で突く，などの暴行を加え，全治3週間を要する傷害を負わせた。（傷害）

　家族歴：実母は結婚の前後より意欲の低下が出現し家事等をいっさい行わず，このためAが4歳のときに離婚したといい，統合失調症も含め何らかの精神障害の存在が疑われるが，詳細は不明。また実弟は，家庭内暴力を行い施設入所になった経緯がある。

　本人歴：実母が離婚した後は，Aは弟とともに父方祖母により育てられた。小学生時より学業成績は不良で特殊学級への転入を勧められたこともあったが，結局，小，中学を普通学級で通した。中学入学にともなって周囲の急激な変化にとまどい，先輩－後輩関係をはじめとして人間関係に困難を感じるようになり，学校を休みがちになった。Aは，学校の先輩や同級生とのかかわりが面倒で，勉強は家でやればよい，と思っており，これ

に対して父親も特別に口出しをすることはなかったようである。中学卒業後は，食堂，販売店，自衛隊などに就職するが，いずれも数週間で退職し自宅で無為に過ごすようになった。15歳時に家の金を勝手に持ち出したことを父親に叱責され，父親に暴力を振ったため施設に短期間の入所をした。この期間中に祖母が老人ホームに入所したため，Aが施設を退所した後は父との二人暮らしになった。その後もAは，「米のとぎ方が悪い」「風呂がぬるい」と些細なことで父親に難癖をつけ暴力を振ったため，父親は家を出て身を隠し，Aは家で一人暮らしとなった。動物が好きで6匹の猫を飼っている。

　Aは近所では変わり者とみられており，ごみの捨て方を注意した女性や隣家のフェンスに布団を干したことを注意した主婦に怒鳴る，Aが可愛がっていた猫に吠えた犬を蹴飛ばし飼い主の女性の首を絞めるなど近隣と問題を頻発していた。

　犯行の経緯：Aは日頃から近所に放し飼いにされている犬を餌付けする等，可愛がっていた。本件犯行の1年前より，Aが餌付けしている野犬に関する苦情が保健所に寄せられており，保健所職員がAに注意をしたこともあったが，これに対してはAは「犬も自分も悪くない。こういう社会を作ったお前らが悪い」と激しく反発したという。

　犯行当日，女性が野犬に石を投げて追い払おうとしている様子をみて腹を立て理由を問いつめたが，女性が黙り込んで下を向いたまま立ち去ろうとしたため，Aは「ここら辺には俺の可愛い犬がいるんだ」と怒鳴り，この女性の頭部・腹部を殴打し，さらに両目を指で突き，倒れたところを足蹴にする，等の暴行を加え，全治3週間を要する傷害を負わせた。

　逮捕時にはAの部屋に入った警察官に対し，「お巡りさんは私のガンダムのプラモデルに触らないでください」「私の猫はどうなるんですか，外に出したら死んでしまいますよ」などと反発した。また，警察の取り調べに際して「警察は俺の話を聞いてくれない，被害者の言うことを信じている」と被害的な感情を口にすることもあった。

　精神鑑定：診察には素直に応じ，質問には適切に応答する。全般的に礼

節は保たれている。時間的経緯を正しく説明することができ，記憶想起に問題はない。幻覚・妄想などの病的体験の存在は否定する。理学所見，生化学的検査から特記すべき異常はみられない。ロールシャッハ・テストから，主に対人面での刺激認知の歪みが急激に起こり，強い統制できない攻撃性となって表出される傾向がみられた。

　以上より，犯行時，Aは精神病状態にはなく，事理弁識を認識する能力は保たれていた。本件犯行は不適切な怒りを呈しやすい元来の人格傾向に基づいて行われたと判断した。

〔事例B〕犯行時23歳，男性
　犯行内容：定期バス車内に乗り込み，運転手に対して文化包丁を示して「警視庁に行け」と言い，脅迫し，運転を強要した。(逮捕監禁・強要・銃砲刀剣類所持等取締法違反)
　家族歴：親戚付き合いがほとんどなく，家庭内でも各自が個別に食事を摂り会話も乏しい等，人間交流が希薄な家族。明白な精神障害者はいないが，3歳下の妹は10年以上にわたり自宅にひきこもった生活を送っている。
　本人歴：Bは小児期，病弱であったため小学校を休みがちで，そのため成績最下位であり，学校が嫌いだったが，母親に無理やり学校に連れて行かれていた。弱々しくおどおどした性格で，友人もなく，下級生からいじめられていた。外で遊ばず，自宅でテレビやマンガを見ていることが多かった。
　中学校に入学当初は「友達も欲しく，積極的に話をしようと思ったが，突然，話をしたら変に思われる」と思い，結局，小学校在学時と同様，クラスの中で孤立し，同級生との交流はない。成績は最下位。しかし，怠休すると親に叱責されるため登校は続けていた。
　中学卒業後は，タイル業，機械部品工場などで働いたが，仕事の意欲がなくいずれも長く続かず，犯行までの6年間は自宅でゲームをしたりテレビを見たりという生活を続けていた。
　犯行の経緯：犯行の半年前頃より，「このまま一生，家で遊んだまま終わ

るのか」と考えるようになり，自分の生活に嫌気を感じ始めた。仕事をすることも考えたが，どこも雇ってくれないと諦め，就職活動をすることはなかった。また，自殺することも考えたが，恐怖のため実行できなかった。そこでBは，家で無為に過ごすよりは刑務所にずっと入っているか死刑になった方がいいと考え，犯罪の実行を思い立った。その頃，ロシアのバスジャック犯が警察に射殺される映像をテレビで見て「自分でもできるかもしれない重大犯罪だ」と思い，自らもバスジャックを行うことに決めた。決意の後も半年の間，逡巡し，実行できずにいたが，「このままではバスジャックを実行する気持ちがなくなってしまう」と焦り，犯行を企図して路線バスに乗り込んだが，このときは「やる勇気が出ず」，結局未遂に終わっている。Bはこのとき実行できなかったのは武器を持たなかったからだと考え，その1週間後には包丁を携帯し，再度同じ路線バスに乗り込み，本件犯行に至った。Bは，運転手に包丁を示しながら「警視庁へ行け」と指示し，これに対して運転手が「近くの警察署でもいいか？」と訊くと行先の変更をみとめた。また，Bは5名の乗客全員を降車させることにも同意した。バス乗っ取りの10分後に，通報により駆けつけた警察官に抵抗することなく逮捕された。

精神鑑定：鑑定時，Bは落ち着いた状態で質問に応じた。犯行時の出来事については追想可能で意識障害もない。犯行に対する後悔の念を述べることもあった。理学所見，生化学的検査から特記すべき異常はみられない。逮捕後3日して大勢の声で自分の悪口を聞くという幻聴が出現した。統合失調症の前駆期の犯罪と判断した。

2 考　察

　ひきこもりの青年男性による犯罪を2例呈示した。ともにひきこもり特有の心性が犯罪行為に結びついた事例であるが，その関与の仕方は全く別様である。以下，各例について検討したい。

　事例Aは，中学在学時に始まる不登校からそのまま，ひきこもり生活へ

と発展したが,そのひきこもりの生活は,家庭内暴力を行い父親を支配する,近隣の住民に被害感情をもち敵視してトラブルを頻発する,というようなものであった。本人はそのような生活状況について特に問題意識はなく,生活状況を変えようという気持ちも,就労の意欲もない。

Fairbairn, W. R. D.[1]は,内向的な人格状態の1つのあり方を分裂的カテゴリーとして提唱し,そこに分類される人たちの共通した特徴として,(1)万能的態度(attitude of omnipotence), (2) 情緒的な孤立とひきこもりの態度(attitude of isolation and detachment), (3) 内的現実へのとらわれ(preoccupation with inner reality)を挙げている。

事例Aは,暴力を介して父親を意のままに操作していたことから培われた誇大感,万能感を有していたこと,他者との情緒的交流なく自宅でひきこもりの生活を続け,対人希求性が欠如し,むしろ社会に対して強い不信感と被害感を抱いていること,自分の内的現実を反映した「ひきこもり空間」にとらわれていること等の点で,この分裂的カテゴリー,いわゆるスキゾイド・パーソナリティの特徴に合致するものとみてよいと思われるが,一方では,顕著な行動化・症状化を反復する点で境界例的な特徴も兼ね備えている。

Aは,動物,とくに飼い主のはっきりしない犬や猫に過剰な愛情を示すが,そこにはこれらの動物に寄る辺ない自己を投影する心理機制の存在を想定することができる。このような投影性同一視に基づいて,近隣住民による動物への冷たい対応が,自らに向けられた迫害,侵襲として被害的に受け止められている。

斎藤[12]は,ひきこもりの閉塞空間では対象の他者性の希薄化が生じ,そこから空虚感を基底とする万能感が獲得されること,この万能感により賦活された「妄想-分裂体勢」において,主に投影性同一視の機制に基づいて激しい攻撃性,行動化に至ることを指摘した。事例Aに関しては,この精神力動がほぼそのまま当てはまるとみてよい。

上述のようにスキゾイド・パーソナリティは万能感を1つの特徴とする。Aにも問診中「東大を受験したかった」等と誇大的ともとれる発言がみら

れた。しかし、この万能感は実体のないものであることが自覚されている[12]ために、いっそう彼は万能的な自己イメージを庇護してくれる幻想の空間にしがみつき、また、その世界を遮二無二支え維持し続けなければならない。しかし自己の内的世界を維持し続ける試みは、いずれ外的現実に抵触せざるをえないだろう。万能感は他者性の減衰の上に獲得されている[12]のであるから、現実の他者はそもそも彼の「幻想の王国」を脅かす存在でしかありえないのである。このとき外的現実との間に敵対的な対象関係が形成され、迫害的な状況が展開される。脅かされた内的世界を支え続ける奮闘は、更なる外的現実との軋轢を生むという悪循環に陥り、最終的に迫害的対象への攻撃に至る。

　万能感と安心感に充ちた世界の維持を妨げる外的現実は、決して家族、近隣住民という他者（人間）にはかぎらない。苗村[7]は、両親の溺愛と管理の下で15年間のひきこもり生活を続けていた男性が、母親が末期がんのため死期が近いことを知り、それまでの無為で安楽な生活を続けられなくなることをおそれ、無理心中を企図した事例を報告している。この事例でも、男性は両親に保護される安楽な世界が持続することを望み、それが外的現実（＝母の病気）のために頓挫させられるとなると、両親殺害と自殺という形で終焉を迎えようとした。これもまた自身の内的世界へのしがみつきの1型とみることが可能かもしれない。苗村はこの事例に「マスコミや世間の侵襲から自分たちの世界を守ろうとする姿勢」をみている。「母の死」によって急に直面した現実は、この男性にとって自分の内的世界を侵襲するものとして敵対的に捉えられていたと思われる。

　事例Bは、精神鑑定では統合失調症前駆期の診断が下されたものの、犯行に至る心理機制は統合失調症の病理に由来するものとみるよりは神経症水準の"非精神病性"のひきこもりの心理から理解する方が自然であると思われるため本論で取り上げたが、これには若干の補足説明を必要とする。

　一般に統合失調症者のひきこもりは、病的体験や侵襲的な他者・外界から自我を守る患者自身の戦略的対処行動とみなされる。統合失調症発症の前駆期に分裂気質者が急に対人接触を求める行動をとり始めることがあ

る[8]が，それも病的な事態の変化への対処の突発的な試みに終わり，破綻をきたす。これに比して，事例Bでは中学生時より一貫して一定の対人希求性が存在していたことは統合失調症的自閉とは様相を異にする。この対人希求性のために葛藤が自覚されていた[10]のであり，その意味ではスキゾイド・パーソナリティともかけ離れた人格特性であり，むしろ対人恐怖的なひきこもり[9],[10]に近いと言えるのである。Bは，「他者に対する怯えの意識が強い」「自己不確実感を伴うことが多い」「行動化はみられない」等の対人恐怖的ひきこもりの臨床特徴[9]をほぼ有し，特に，行動化がみられない点については，近隣とのトラブルを反復していたAとは対照的である。

　Bの家族は，親戚付き合いがほとんどない人間交流の希薄な家族で，特に妹は10年以上のひきこもり生活を続けており，「ひきこもり文化」[4],[5]を形成しているといってよい。その中にあってBは，自宅にひきこもって無為にすごす自分に嫌悪感を感じていた。漠然と社会に出ることを望みながら果たせない自己不確実感による苛立ちと焦りから，自らの死を望んで犯行に及んだ。この行為には，膠着したひきこもり状況から抜け出すための歪んだ自己実現という側面を指摘できる。このようなBの犯行心理は，バスジャックという犯行手段に象徴的にあらわれている。Hubberd, G.[2]は，ハイジャック（乗り物乗っ取り犯罪）が自己同一性，男性性を回復するための行為として行われることがあることを指摘しているが，Bの場合も，バスジャックを行い射殺されることで無力で弱々しい自己の抹殺と強い自己の回復を試みたとみることができる。

　かつて山中[16]は，ひきこもり（内閉 seclusion）を，自己を確立し外的世界に適切に関与できるだけの成熟をとげるまでの繭の時期と捉え，そのポジティブな側面を強調した。たしかに自閉の時期を経て人間的成長をとげて安定した社会適応を獲得する者が数多く存在する。しかし，十分な成長をとげず繭を出ることに失敗した者にとっては繭は殻となり，保護的な環境から圧迫的な状況へと転化しうる。

　中村ら[9]は対人恐怖的ひきこもりの特徴の一つとして，時間的展望の喪失，変化への恐れの潜在を指摘した。しかし，対人恐怖的ひきこもりの患者の

```
              退避
          （境界ポジション）
            ↑   ↑
            ↓   ↓
  妄想分裂ポジション ←――→ 抗うつポジション
```

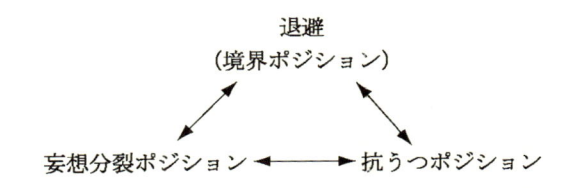

図1　妄想-分裂ポジション，抑うつポジションと境界ポジションの平衡図式（文献 [14] より引用）

一部には，変化・成熟への強い願望と変化できない現状との間で板挟みとなり，著しい焦燥と苦悩，自己嫌悪を感じている者が存在するように思われる。事例Bは，そのような者が自己実現の試みとして性急な行動化に走るときに犯罪行動に至る可能性を示唆している。

Steiner, J. [14]は，人や現実と接触することによって生じる不安からの逃避という防御機構を，心的退避（psychic retreats）という語で記述した。この退避は孤立，停滞，ひきこもりという形で患者に安堵をもたらす。彼によれば，この防衛の体勢は，Klein, M. の「妄想－分裂ポジション paranoid-schizoid position」と「抑うつポジション　depressive position」との中間に位置する境界ポジション borderline position を形成する。妄想－分裂ポジションでは，原始的な不安が対象に投影されて迫害的・敵対的な対象関係が形成される。そこでは，この迫害不安の防衛機制として投影性同一視や理想化が用いられる。一方，抑うつポジションでは，全体的対象が認識されるようになり，その結果として対象喪失の不安が生じる。そして，境界ポジションは，これら2つの基本ポジションのいずれかにおける不安からの退避の場として機能する。これらの3つのポジションの相互関係は**図1**のように示される。

本論で呈示した事例A，Bともに現実の不安や困難からの退避として，ひきこもりの生活を送っている。それぞれの犯行に至る心理機制の差異は，どちらの体勢に近いかという差異で説明できるであろう。Aの万能的自己

と迫害的な対象の分裂（split）は，妄想－分裂ポジションにみられる防衛状況であり，境界ポジションから妄想－分裂ポジションに移行するところに位置していたとみることができる。一方，Bの犯行は自己実現，自己を回復する行為であり，その背景には自己対象を失うことの恐れ，つまり対象喪失の恐怖が存在する。この心的状況は，境界ポジションから抑うつポジションの側に接近したものとして理解することが可能であると考えられる。

ま と め

我々が経験した精神鑑定例から，ひきこもりの心性が犯罪に結びついた2事例を呈示した。第1例は，スキゾイド・パーソナリティを有する者が，自らの万能感を支える庇護的な世界を維持し続ける過程の中で外的現実と軋轢を生じ，投影性同一視を中心とする心理機制により激しい攻撃行動に至った例であり，第2例は，対人恐怖的ひきこもりの者が，あるべき自らの姿（自我理想）と変化できない現実の自分との乖離に自己嫌悪を感じ，性急な自己実現の試みとして犯罪行動に至った例である。これらの事例をSteiner, J. の心的退避（psychic retreats）の概念を援用し，前者は，境界ポジションにあたるひきこもりが妄想－分裂ポジションの側に接近したもの，後者は抑うつポジションの側に接近したものと捉えて理解を試みた。

文　献

1) Fairbairn, W. R. D. : Psychoanalytic studies of the Personality. Tavistock Publications Limited, 1952.（山口泰司訳：人格の精神分析学. 講談社，東京，1995）
2) Hubberd, G. : Skyjacker ; His flights of fantasy. Collier, New York. 1971.
3) 狩野力八郎，近藤直司編集：青年のひきこもり－心理社会的背景・病理・治療援助. 岩崎学術出版社，東京，2000.
4) 近藤直司：非精神病性ひきこもりの現在. 臨床精神医学 26(9)：1159-1167, 1997.

5) 近藤直司, 林美子：青年期における「閉じこもり」の一事例—自己愛の病理を中心に—. 思春期青年期精神医学 5(2)：133-142, 1995.
 6) 村上　龍：共生虫. 講談社, 東京, 2000.
 7) 苗村育郎：不登校に始まる15年間の「ひきこもり」後に両親殺害を図った一事例. 臨床精神医学 28(11)：1435-1442, 1999.
 8) 永田俊彦：精神分裂病とひきこもり. 臨床精神医学 26(9)：1185-1189, 1997.
 9) 中村　敬, 北西憲二, 増茂尚志, 牛島定信：回避・引きこもりを特徴とする対人恐怖症について. 臨床精神病理 16：249-259, 1995.
10) 中村　敬, 塩路理恵子：対人恐怖症と引きこもり. 臨床精神医学 26(9)：1169-1176, 1997.
11) 斎藤　環：社会的ひきこもり. PHP研究所, 東京, 1998.
12) 斎藤　環：「社会的ひきこもり」とヴァーチャル・リアリティ. アディクションと家族 16, 445-452, 1999.
13) 島田裕巳：個室—引きこもりの時代. 日本評論社, 東京, 1997.
14) Steiner, J.: Psychic Retreats: Pathological organizations in psychotic, neurotic and borderline patients. Routledge, London, 1993.（衣笠隆幸監訳：こころの退避, 岩崎学術出版社, 東京, 1997.）
15) 牛島定信, 佐藤譲二：非精神病性のひきこもりの精神力動. 臨床精神医学 26(9)：1151-1156, 1997.
16) 山中康裕：思春期内閉. 中井久夫, 山中康裕編：思春期の精神病理と治療. 岩崎学術出版社, 1978.

11. 司法精神鑑定例にみる暴力の諸側面

1 暴力事件の異常／正常

　刑事精神鑑定においては暴力に出会うことは稀ではない。暴力の定義にもよるが，扱う事件の大部分が暴力性を帯びたものであると言っても過言ではない。それだけに，あらためて正面から暴力について考えると，かえって手がかりを探すのに苦労する。

　刑事精神鑑定とは，ある触法行為をなした人間の行為時の精神状態を精神医学的に調べることである。精神鑑定が行われる事案は，委嘱した検察官や裁判官がその行為者に何らかの（精神医学的な）異常性を感じたものであるはずである。しかし，暴力事件における「異常性」のとらえ方は多様である。

　暴力をめぐる言説は，しばしば政治や権力との関連で展開されてきた。ここには精神保健的な意味は含まれていないし，精神医学的知識を求められてもいない。ここでの暴力とは，人間の自然な本性に根ざしたものと考えられている。マスの暴力ではなく個人間の暴力を考えても，事情は同様である。もし，ある人が貶められたときに「（相手を）殴ってやりたい」と言ったとしたら，われわれは素朴な日常的感覚としてその心情を了解できるだろう。Morris, D. や Lorenz, K. といった動物行動学に基づく新本能主義はあまりに単純で一面的であると批判される[1]にしても，少なくとも暴力とは何らかの臨床的異常を前提としなければ理解できないような特殊な事態とはとらえられない。

　しかし，一方では，暴力を（比喩的な意味ではなく）病理とみなす立場

もある。たとえば、刑務所で犯罪者の治療に携わった精神科医 Gilligan, J. は、暴力を予防するためには道徳的・法的な問題としてではなく、公衆衛生と予防医学の問題として考えることが重要だと言い、あらゆる形態の暴力は病理ないし病気のあらわれ、形態、徴候であるとする[2]。暴力は、秩序を乱し共同体を脅かすという意味で、逸脱行為であるとは言いうる。暴力性は誰しももっているものであるとしても、暴力を発動しないように理性で抑制することをわれわれは共同体から要請されているのであり、行為としてあらわれた暴力は理性の低下ないし欠如の証拠だという主張はありえるだろう。

本論では人間学的な議論は志向していない。それは筆者の力量をはるかに超える問題である。しかし、好むと好まざるとにかかわらず、暴力事件の精神鑑定には、暴力は人間の自然な本性なのか、それとも病理の徴候とみなされうる臨床上の問題なのかという問いかけが、つねについてまわる。たとえば、次にその事例を示す。

〔事例A〕38歳、女性、無職

当時生後2ヵ月の長男を強く揺さぶったり、頭部をベッドの縁に叩きつけたりして、同児に大脳白質裂傷、症候性てんかん、慢性硬膜下血腫などの傷害を負わせた（傷害）。

父はまじめ、母はおとなしい人であり、家族仲は良好であったが、Aの男性交際の問題をきっかけに家庭内は不和になり、本件の6年前にはAとの口論から父親が出奔・失踪している。

Aは、私立高校を卒業後デパートに勤め、19歳時よりYと交際を始めた。Yは酒癖が悪く、Aに暴力を振っていた。23歳時にAは長女を出産したが、Yは結婚を切り出すこともなく、長女を認知する様子も示さなかった。このためAはYとの交際を絶ち、洋服店に再就職し、そこに10年間勤務した。長女に知的障害があることが判明してからは、その世話を実母に任せ、自分からは積極的に長女にかかわることはなかった。

36歳時に長女の学費が足りず、Yに金を借りたことを契機に交際を再開

し，翌年再び妊娠した。Yは出産には同意したが，妊娠中にもAの体調を気遣うことなく性交渉を求めたりしたことから，AはYに不信感を募らせていた。長男出産後も，Yには死産と伝え，出産の事実を知らせなかった。Aは，長男の世話も長女と同様に実母に任せていた。

AはYとの交際を絶とうと考えていたが，Yから頻繁に電話があり，肉体関係を求められた。Aはこれを拒絶し，Yと口論になることが増えていった。このため苛立ちを募らせ，さらに電話の後にAが泣いていると長女が「お母さん，どうしたの？」と何度も訊いてくることや，Aの怒鳴り声で長男が激しく泣き出すことなどにも腹を立てていた。

長男の出生後2週目頃より，同児が泣きやまないことに対し，Aは「どうして自分だけがこんな思いをしなければならないのか」と思い，その両脇を抱えて上下に激しく揺らすようになった。揺さぶっても泣きやまないと理解していたが，他にあやし方もわからないので，力を加えて揺さぶり続けた。Aは悪いことをしたという認識はあり，揺さぶった後には「やっちゃった」と思い，長男に「ごめんね」と謝っていた。このような行為を本件発覚までの約2ヵ月間に7～8回行ったという。Aの母が，同児が痙攣していることに気づき，同児を救急搬送し，搬送先で虐待が疑われ通報されたことから本件が発覚した。

筆者が簡易鑑定を行った範囲では，Aには明らかな精神疾患も知的障害も認められなかった。性格は依存的で未成熟とはいえるが，明らかなパーソナリティ障害もない。この性格的な未熟さがストレス耐性の低さにつながり，Yが出産・育児の負担を自分に押しつけたまま肉体関係を求めてくることや，育児経験の乏しさから長男を思うようにあやせないことなどの状況に対して生じた通常の心理的反応として理解できる，と結論づけた。

愛人との葛藤関係による苛立ちから泣きやまない長男に八つあたりした事実であり，典型的な児童虐待である。

さて，この事件に検察が精神鑑定を求めた理由は，「元交際相手に対するストレスを増幅させていた状況が認められ，精神的に不安定であったとも

考えられる」というものであった．筆者は，本件の暴力を，Aがストレス状態に反応して起こした了解可能な行動と判断したが，検察は暴力を1つの徴候ととらえ，ストレスと暴力をつなぐ媒介項としての疾患の存在を想定する立場から鑑定を依頼している．鑑定では，このような「かみ合わなさ」は珍しいことではない．

2　病理の徴候としての暴力

　暴力をある種の病理の徴候とみなすことは，暴力それ自体を病理とみなすこととは分けてとらえるほうがよい．精神医学の教科書には，ある種の疾患の症状として暴力がたしかに記載されている．しかし，疾患と暴力の関係は直線的なものではない．疾患に基づく暴力でも，行為に了解しうる意味的連関をまったく欠く事態というのはきわめて例外的である．

　たとえば，精神病患者が隣人に被害妄想を抱き，これに基づいて隣人を襲撃したとすれば，司法精神医学的には妄想に支配された行為として，その暴力そのものが病的とみなされる．Häfner, H. & Böker, W.[3]以来，体系化した妄想が暴力行動化のリスクであることは定説とされてきた．しかし，仮に隣人に盗聴器をしかけられ動向を探られるような状況に遭遇したことを想像すれば，不快感や怒りはむしろ自然な感情であろうし，場合によっては暴力沙汰になることもありうる．このように考えると，妄想に基づく暴力は，状況の認識こそ疾病に影響されたものといえるが，暴力の発動までを疾病の所産とみなすだけの根拠はない．妄想であるか否かは別として，ある状況認識から生じる暴力には精神疾患患者と健常者との間に質的な差異はない，というと屁理屈に聞こえようか．

　心理的に了解できる意味連関を欠く，すなわち疾患から直接的に導出される暴力の例としては，Wilmanns, K.[4]の統合失調症前駆期の殺人衝動（Mordantrieb）が挙げられる．疾病徴候が目立たない時期に，正常心理的に了解しがたい論理的根拠のない犯罪が行われることは，古くから指摘されてきた（Glaser, J.[5]など）．以下に，統合失調症前駆期の犯罪と思われる

自験例を紹介したい。

〔事例B〕33歳，男性，無職
　日頃より不仲の父親の顔面・頭部を木刀で滅多打ちにし，頭蓋骨骨折にともなう脳挫傷により死亡に至らしめ殺害した（殺人）。
　実父は短気で酒乱であり，Bに対し幼少時より暴言を浴びせた。このためBは父に対し，憎悪と恐怖を抱いていた。母はおとなしく，がまん強い人であったが，Bを守ることはなかった。両親は不和。
　Bは，中学時より飲酒・喫煙を，高校時よりシンナー吸引を開始し，暴走族に属し無免許運転をするなど非行化がみられた。高校卒業後，土方，トラック運転手などの職を転々とし，32歳以降は定職に就くことなく自宅で過ごしていた。27歳時に，毒劇法違反で逮捕されたことがある。
　Bは，犯行の数日前より厭世的な気分になり死にたいと思っていた。犯行当日は午前6時に覚醒した。憂うつな気分があり，鋏で自分の陰茎を切断して自殺しようと企てたが，切断に至らず自殺できなかった。
　その1時間後，茶の間に行くと父親がいた。Bはしばらく茶の間で喫煙したりお茶を飲んだりしていたが，同じ部屋に父親がいることを気まずく感じ，「いなくなってほしい」と思った。Bは，父が首をかしげて「おかしいな」と独り言を言っている様子を見て不快に感じ，「もう，いっそ殺してしまおう」と，実父の殺害を決心した。部屋から木刀をもち出し，父の背後から近寄り，父の頭をめがけて木刀を振り下ろし，頭を何度も木刀で殴り続けた。父はうなり声をあげて倒れたが，Bはその後もさらに木刀で殴り続け，父が死んだものと思い，みずから警察に通報した。
　検察の依頼により，犯行の1ヵ月後より鑑定を開始。鑑定経過中，Bは一貫して平然とし，罪悪感や反省，後悔は表出されなかった。鑑定人を冷笑したり，挑発したりするような態度を示すこともあった。面接では人格のまとまりは保たれ，受け答えは自然であった。明らかな幻覚・妄想の存在もうかがわれなかったが，鑑定面接の中で「波風屋」「天ぷら野郎屋」といった奇妙な造語があり，その意味を尋ねると支離滅裂な説明を長々とするこ

とがあった。

操作的には統合失調症の診断基準を満たさないが，本件犯行前の突発的で奇妙な自殺企図や，合理的動機が希薄な冷酷な殺害は，統合失調症前駆期の病的行動である可能性が高いと判断した。ロールシャッハ・テストでも統合失調症の可能性が示唆された。

この事例では，Bは日頃より実父と不仲ではあったが，本件に限っていえば直接的な動機は見当たらない。「いっそ殺してしまおう」という殺意はまったく唐突なものであるが，本人はそのことに違和感をもつこともなく，殺害の実行に躊躇を覚えることもなかった。Glaser, J.[5]が初期統合失調症者の殺人について指摘した，動機の論理的根拠の乏しさ，動機の瑣末さと犯行の重大性の不均衡，残酷さ，良心の欠如をそろえているといえる。このような暴力は，純粋に病理の徴候とみなしうる。

3　暴力の嗜癖化

暴力はしばしば嗜癖性を帯びる。次に反復的暴力の鑑定事例を紹介しながら，暴力嗜癖の形成のプロセスをたどってみたい。

〔事例C〕29歳，女性，無職

4ヵ月の間に複数回にわたり，児童用品店やデパート等で，「赤ちゃんを抱かせてください」などと声をかけ，母親が目を離したすきに，生後0〜7ヵ月の乳児数人の足をひねり，ねじる等して骨折させた（傷害）。

Cは，始歩・初語ともに遅く，小学校入学前には特殊学級入学も勧められたが，親の希望により普通級に入学した。Cは，教育関係の仕事をしている父親より，勉強をするように口うるさく指導されたが，学業成績は小学校・中学校を通じて低位であった。成績優秀な弟と比較され，弟に対し羨望と敵意を抱いていた。高校卒業後，専門学校に進学し，その後アルバイトをしていた。

24歳時に結婚し，翌年長女をもうけたが，その翌年に離婚した。長女とともに実家で暮らしていた。Cはもっと子をもちたいと望んでいたが，離婚のため新たに子をもうける見込みがなく，経済的な理由から子どもを作ることを親にも反対されていた。さらに実家での生活の中で，両親から毎日のように注意や叱責を受けていた。
　Cは，長女の服を買いに児童用品店に行った際に，店にいた乳児を見て可愛いと思い，その母親に自分にも赤ちゃんを抱かせてくれるように頼んだ。抱いているうちに，あまりに赤ちゃんが可愛く母親を羨ましい，妬ましいと思い，妬ましさを晴らすために児の足や太股を何度もつねり，ねじるなどの乱暴を行った。児が泣き出したことに達成感を覚え，嬉しくなったという。
　この事件以後，Cは児童用品店やデパートに行って可愛い赤ちゃんを探しては嫉妬を覚え，児を抱かせてもらい，その足をつねったりねじったりする暴行を繰り返した。乳児が痛がって泣く様子や乳児の足の骨が折れる感触で満足や快感を得ていた。Cは，幸せそうな家族や赤ちゃんを見ると羨望や嫉妬を覚え，それを晴らすために母親を悲しませようとして児に危害を加えたと述べた。
　精神鑑定では，心理検査より軽度～境界線級の精神遅滞が示唆されたが，それ以外に特定の精神科診断は下されなかった。Cは親からの干渉や叱責に不満を抱きながら，日頃はそれを抑圧して敵意をコントロールしているが，「幸せそうな家族」という情緒的刺激に接すると敵意が行動化するものと考えられた。
　C自身の説明では，行った先で赤ちゃんを見ると可愛いと感じて抱かせてもらうが，抱いているうちに母親に羨望や妬みを感じ，子どもを傷つけたくなるという。つまり，衝動的で突発的な犯行であることを主張するのである。
　Gilligan, J.[2)]は，暴力的行動の基本にある心理的動機は，欲求不満それ自体ではなく，恥や屈辱の感情を取り除きたいという願望だと述べ，妬みや嫉妬による劣等感もまた暴力を引き起こすとする。知的障害があるにも

かかわらず親から過分な期待をかけられ続けたことはCの無力感と劣等感を高め，また離婚や経済的困難から子をもてない状況も，他の同年代の母親への嫉妬と劣等感を強めたと思われる。そのようにみれば，Cの暴力はGilliganの説に合致するようにみえる。

しかし，羨望や妬みから暴行を行ったとするCの説明は一面に過ぎない。Cは，乳児への暴行を目的に店に赴くこともあったことを認めている。すると，Cの暴力はその場で感じた羨望とそれに続く暴力衝動が原因とはいえなくなる。Wieviorka, M.[6]は，暴力から得られる快楽の追求が暴力を決定づけ，暴力のための暴力といえるほどそれ自体が目的となる，と言っている。Cの犯行も暴行から得た快感に条件づけられており，この暴力の発動を合理化するために，Cはみずから羨望を覚える状況を作り出していた（相手に子どもの数を尋ねる，わざわざ幸せそうな母子を探す等）ことも見逃してはならないだろう。

おわりに

司法精神医学の領域では，暴力はリスク・アセスメントや司法精神医療サービスにおける治療との関連で議論されることが多いが（たとえばRoth, L. H.[7]やMaden, A.[8]を参照のこと），本論では自験例を紹介しながら，刑事精神鑑定にみられたさまざまな暴力について論じてみた。

文　献

1) 小林直樹：暴力の人間学的考察．岩波書店，東京，2011．
2) Gilligan, J.: Preventing violence. Thames and Hudson, 2001.（佐藤和夫訳：男が暴力をふるうのはなぜか―そのメカニズムと予防．大月書店，東京，2011．）
3) Häfner, H., Böker, W.: Crimes of violence by mentally abnormal offenders. a psychiatric and epidemiological study in the Federal German Republic. Cambridge University Press, 1973.
4) Wilmanns, K.: Über Morde im Prodromal stadium der Schizophrenie. Z Neur 170: 583-662, 1940.

5) Glaser, J.: Tötungsdelikt als Symptom von beginnender oder schleichend verlaufender Schizophrenie. Z Neur 150: 1-40, 1934.
6) Wieviorka, M.: La violence. Balland, 2004.（田川光照訳：暴力．新評論，2007.）
7) Roth,L.H.(ed.)：Clinical treatment of the violent person. Guilford Press, 1987.（中谷陽二他訳：バイオレント・パーソン－暴力の診断と治療．金剛出版，東京，1994.）
8) Maden, A.: Treating violence: a guide to risk management in mental health. Oxford University Press, 2007.（吉川和男訳：暴力を治療する－精神保健におけるリスク・マネージメント・ガイド．星和書店，東京，2009.）

12. 自殺と犯罪精神医学

はじめに

　一般精神科臨床では自殺は重大な関心事であるが，司法精神医学者にとっては必ずしもそうとはいえない。もちろん，医療観察法病棟や刑務所における触法精神障害者の自殺予防は，実務的見地からは犯罪精神医学と自殺の1つの重要な接点ではあり得るだろうが，「犯罪学からみた自殺」というテーマで中心的に論じるべき問題とも思われない。また，しばしば自殺は犯罪と並置されて社会病理や逸脱行動の枠で括られて論じられるが，このような観念的な議論には社会評論的意義はあっても，犯罪の実態に即した実践的知見をもたらすことは期待しがたいだろう。

　犯罪精神医学の視点から「自殺」を語ることの難しさは，ひとえに現行の法律において自殺が犯罪とみなされないことによる。司法解剖が自他殺の判断を求められることから，法医学者が自殺を取り扱う機会が多いことに比べ，精神鑑定が委嘱される事例はすでに犯罪性が確認されているものであり，そこではすでに「自殺」は排除されているため，司法精神医学者が精神鑑定において自殺それ自体を扱うことはほとんどないのである。

1　19世紀の犯罪精神医学における自殺の問題

　しかし，歴史を振り返ると，犯罪精神医学において自殺の問題は決して無視できるものではなかった。その例が，カースルレー子爵（Robert Stewart Viscount Castlereagh；1769-1822）の自殺である。これは，クルーク

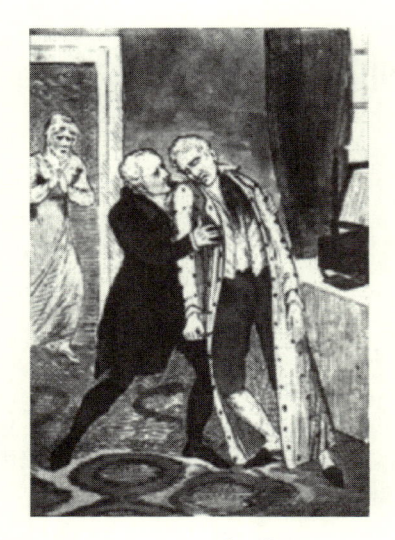

図1 カースルレー子爵の自殺
（Cruikshank, G.）

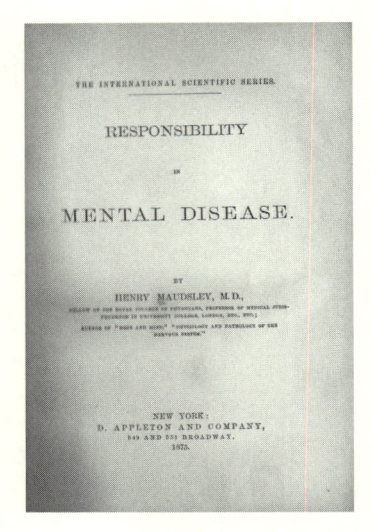

図2 Maudsley, H. 著 "Responsibility in Mental Disease" 初版（1875）筆者蔵

シャンクのような当代随一の挿画家が描いた（**図1**）ほど，当時，世間の耳目を集めた事件であった。

　カースルレー子爵は，ナポレオン戦争当時およびその後の英国の外交官・政治家である。ウィーン会議では英国の首席全権をつとめたほどの人物であるが，1822年にペンナイフで首を深く突き刺して自殺を遂げた。言うまでもなくキリスト教文化圏では自殺は神の前における悪徳であるが，一方，法律上の問題でもあり，当時の英国の法律では，自殺者はその財産を国王に没収され，遺体は十字路に埋葬され心臓に杭を打ち込まれるという不名誉な扱いを受けることになっていた。英国の全権を務めたほどの立派な人物にそのような不名誉を負わせないために，裁判では，彼が「重い精神の病」にかかっていたという主張が認められたのであった。つまり，自殺は自己殺害（felo de se）という重大犯罪だが，狂気のゆえに自殺したのなら免責される（Non compos mentis）という理屈である。カースルレー子爵は無事に狂気を認められて，ウェストミンスター寺院に葬られる栄誉

を失わずに済んだのであった[2]。

　この当時の状況を司法精神医学の観点から見ると，この20年後に今日の刑事責任能力の考え方の基礎となるマクノートン・ルールが成立している。責任無能力を認めるためには，被告人が自分が何をしているのか，また，それが良いことか悪いことか判断ができないほどに理性が損なわれていることを必要とする，という原則である。

　一方，1835年には，Pritchard, J. C. が moral insanity（情動狂）＊註という概念を唱えた。彼は，明らかな知的能力の低下があるわけでもなく，幻覚や妄想などの精神病の症状があるわけでもないのに，ある種の衝動もしくは情動をもって犯罪を為す，そのような狂気も存在すると主張したのであった。そして，マクノートン・ルールのように善悪を知る知性や判断力の欠如のみを責任無能力の要件とする考え方では不十分だと論じた。この moral insanity の概念と自殺を違法とする通念とが交錯するところに，自殺衝動と自殺行為それ自体を症状とする狂気が存在するのだという議論も生じてくる。これが suicidal insanity（自殺狂）という概念である。

　1875年に Maudsley, H. が著した司法精神医学の教科書 "Responsibility in Mental Disease"（図2）では，自殺狂は8頁を割いて詳述され，「知的能力の低下も妄想もなく，自殺衝動が持続する」「本人は病的だと自覚があり，自殺衝動に抵抗するが最終的には実行してしまう」「行為の善悪の判断はできる。知性は保たれているが，その知性は病的な衝動に隷属し，自殺を実行する機会や手段を得ることに用いられる」と描かれている[5]。なお，この本では，自殺狂の記述に続いて homicidal insanity（殺人狂）の記載があるのであり，自殺と殺人が衝動的犯罪のタイプとして並べて挙げられていたことがわかる。

　ここでは，英国の歴史に限定して紹介したが，このように19世紀当時においては，自殺は精神異常抗弁の対象となるような司法精神医学上の重大

＊註　moral insanity の訳語に関しては，しばしば「背徳狂」，「道徳狂」などが用いられるが，原典では Pritchard は必ずしも反社会性を強調してはいない。ここでは武村[9]に倣い「情動狂」の語を用いた。

表 1 犯罪精神医学と自殺の接点

A 自殺が犯罪の形をとるもの
  1. 拡大自殺
  2. カルト宗教の集団自殺
      ex. 人民寺院事件，太陽寺院事件
  3. 間接自殺
  4. 自殺目的の放火
B 象徴的自殺としての犯罪
  1. ハイジャック犯罪
      潜在的自殺傾向，象徴的自殺（Hubbard, 1971）
  2. 暗殺犯
      暗殺犯の自殺傾向と自己顕示欲（Sieverts, 1978）
  3.「慢性自殺」，「緩慢な自殺」

な関心事でありえたのであり，今日の司法精神医学的な思考体系が形成されていく過程において，自殺の問題は決して疎外されていなかったのである。

2　今日の自殺と犯罪精神医学の接点

　さて，視点を今日に戻して，犯罪精神医学と自殺の接点を挙げる（**表 1**）。
　まず，精神鑑定で出会う自殺の代表的なものは「拡大自殺」である。拡大自殺は「自殺を図り，その際に最愛の者を道連れにしようとするもの」とされ，うつ病の母親による子殺しが代表的なところであるが，もちろんそれに限らず，老いた親や配偶者が道連れの対象にされる場合も少なくない。
　また，人民寺院事件や太陽寺院事件などのカルト宗教の集団自殺の問題も挙げられよう。自殺とは言うものの無理心中的な要素もあり，また，人民寺院事件のライアン下院議員殺害のように教団外部の人物への攻撃も生じうる。

この他，間接自殺という犯罪類型がある。「直接的に自殺を実行する代わりに，死刑執行を受ける意図で重大犯罪を行う」ものであり，自殺が宗教的にタブーとされるヨーロッパ諸国ではしばしばみられるとされる。日本では少ないといわれるが，中田がこの種の犯罪事例を報告している[6]。

また，自殺目的での放火も，その背景に精神医学的な障害が疑われる場合，精神鑑定の対象となるだろう。

以上挙げたものは自殺行動が犯罪の形態をとったものとしてまとめられるが，一方，犯罪行動を象徴的な自殺と理解できる場合もある。

たとえば，Hubbard, D. G.[3] は，精神分析的観点から，ハイジャック犯には潜在的自殺傾向があり，その行為は象徴的自殺とみなしうると指摘した。これに対応するように，間接自殺は乗っ取り犯罪の形態をとることが多いという指摘もある[7]。また，暗殺犯についてもやはり自殺傾向があることを Sieverts, S.[8] が指摘している。

薬物乱用・アルコール依存など自己の健康を損なう行動は，慢性自殺や緩慢な自殺といわれることもあるが，非行や犯罪も慢性自殺に含みうるという主張もある。つまり，そもそも犯罪は自殺的行動であるというのである。

3　精神鑑定例をもとに

ここで，筆者が行った精神鑑定例をもとに，自殺，犯罪と精神障害の関係に関する実態を示してみたい。

対象は，平成21年1月1日から平成24年11月30日までの間に行った85例の刑事精神鑑定例（そのうち簡易鑑定が26件）である。男性が60名（70.6％），女性が25名（29.4％）であった。

犯罪種別でみると，殺人が25例（29.4％），放火18例（21.2％），傷害10例（11.8％）の順で多く，精神医学的診断では，統合失調症19例（22.4％），物質関連障害15例（17.6％），パーソナリティ障害22例（25.9％），精神遅滞16例（18.8％）であった（重複診断あり）。

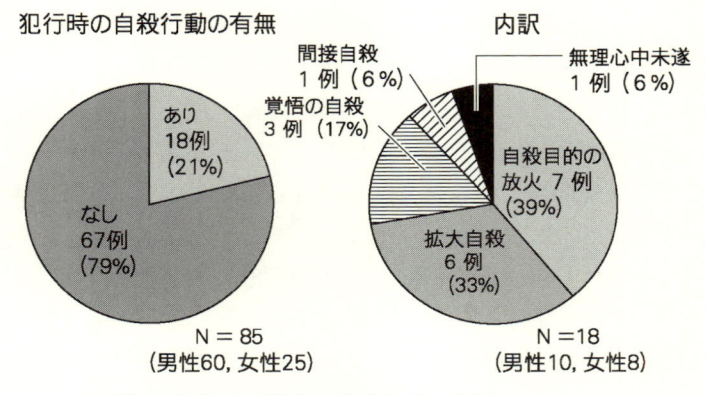

図3 犯行時／直後の自殺行動の有無

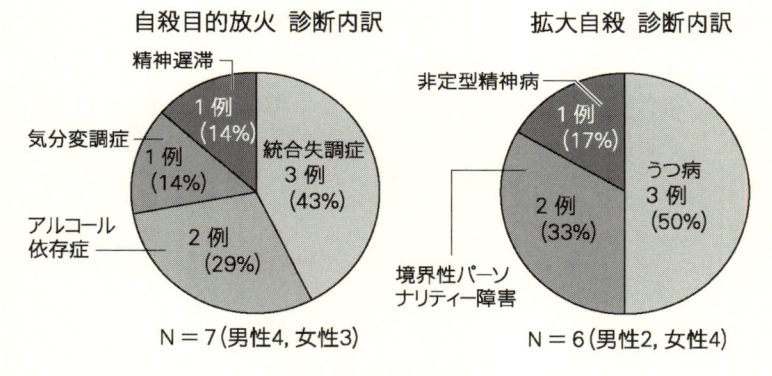

図4 精神医学的診断

　犯行時あるいは犯行直後になんらかの自殺行動があった者は18例（21.2%）であった（単純な比較はできないが，参考までに記すと，精神科患者の自殺既遂率は一貫して5〜15%であるとされる[1]）。ここには，自殺行動として犯罪を行ったものも，犯行後に自殺を図ったものも含められる。その18例の内訳としては，自殺目的の放火が7例で最も多く，ついで拡大自殺が6例みられた。衝動的に殺害に及び，その後，覚悟の自殺を図ったものが3例存在した（図3）。

表2 自殺目的の放火鑑定事例

事例	性別・年齢	診断	犯行動機
A	女性, 55歳	統合失調症	幻聴の辛さから自殺を決意。鑑定では、「(幻聴に)追いつめられた」、「自分も被害者」と述べる.
B	女性, 47歳	統合失調症	家事ができないことを夫に叱られ、自殺を決意。小言を言う夫を困らせるために放火.
C	男性, 77歳	アルコール依存症	娘に酒を取り上げられ、死んだほうがマシと放火。飲酒を禁じる娘への反感.
D	女性, 44歳	気分変調症	夫に不満あり、夫と会話を交わした後、死にたくなり、衝動的に放火.
E	男性, 42歳	統合失調症	病的体験に影響され自殺を決意し、また、父親に妄想的に被害感を募らせ殺意を抱き、放火.
F	男性, 37歳	アルコール依存症	前妻に子供を引き取られ、前妻とその愛人に怒りを抱く。自棄的気分と厭世観から放火した.
G	男性, 68歳	精神遅滞	体の痛みや仕事がないことに悲観し、自棄的になり放火。アパートの住人にいやがらせされると被害的観念あり.

　数の多かった自殺目的の放火と拡大自殺について精神医学的診断の内訳をみると，自殺目的の放火では，統合失調症3例，アルコール依存症2例，気分変調症と精神遅滞が1例ずつであった（図4）。自殺と結びつけて考えられやすいうつ病がここにみられないことは興味深い。拡大自殺では半数がうつ病であったが，境界性パーソナリティ障害も2例含まれている。

　次に鑑定事例に基づいて，自殺目的の放火と拡大自殺の特徴を検討したい。自殺目的の放火の7例を表2にまとめる。Aは統合失調症の女性，幻聴がつらく自殺を思い立ち放火したが，鑑定時に「追いつめられた」「自分も被害者」と述べていた。Bは病気で家事ができないことを叱られ自殺を決意したが，その際，小言を言う夫を困らせるために火を放った。Cはアルコール依存症の男性であるが，娘に酒を取り上げられ死んだほうがマシと自殺を図った。Dは，夫と葛藤関係にある女性で，夫との会話後，苛立ちと希死念慮が高まり火を放ったものである。Eは統合失調症の男性で，テレビのアナウンサーに見られているという病的体験を「失恋」と解釈し，失恋したから自殺しなければならないと考えた。一方，父親に睡眠を妨害

表3 拡大自殺　鑑定事例

事例	性別・年齢	診断	犯行動機
H	女性, 38歳	うつ病	生きる価値がないと自殺を決意. 自分の死んだ姿を娘が見たら可哀想と思い, また, 血液型が同じ娘が自分のようになると悲観し, 娘を道連れにしようとした.
I	男性, 65歳	うつ病	死ねば楽になると自殺を決意. 寝たきりの義母の世話を放棄することを怖れ, 楽にしてやりたいと義母を殺害した.
J	女性, 29歳	境界性パーソナリティ障害	自殺を決意するも, 自分が死んだら長男が母のない子になり淋しい思いをさせると思い, 長男を殺害した.
K	女性, 36歳	うつ病	服薬のため母乳中断したことから長男との絆が断たれたと感じ, ダメな母親と悩み, 自殺を決意. 長男の発達が遅れていると思い込み, 自分の育て方のせいと自分を責め, 長男を殺害した.
L	女性, 43歳	境界性パーソナリティ障害	身辺の世話をしてくれた母親に見捨てられると悲観し, 自殺を決意. 実行にあたって, 母と娘を道連れにしようとした.
M	男性, 58歳	非定型精神病	旧家の長男の役割を果たせないと悩み, 自殺を決意.「親を見捨てられない」と, 寝たきりの実父の殺害を図った.

されると妄想的に捉え，憎しみを募らせて父親の殺害も図ったものであった。Fは，アルコール依存症であるが，離婚した妻に子どもを引き取られ，前妻とその愛人に怒りを募らせたもので，自棄的になり放火した。Gは，ヘルニアの痛みや職がないことから自棄になり自殺を図ったが，犯行数日前より物音が気になり，これを近隣のいやがらせと被害的に受け取っていた。

このように，自殺目的の放火では，全例で，犯行前に他者との対立，他者から追いつめられるような感覚，怒りや不満が認められる。全例で，放火前に人がいるかどうかに頓着しておらず，誰かが巻き添えになることを避けようとしていないことも特徴的である。放火という攻撃的手段をとっている場合，自殺にまで追いつめられたという外向きの敵意があり，自殺という点では受動攻撃的であるが，その犯行形態は他者への能動的な攻撃

行動でありうる点が自殺目的の放火の特徴といえよう。なお，アルコール依存症の 2 例では，「取り上げられる」体験が契機になっている点が共通しており，興味深い。

つぎに拡大自殺の 6 例を**表3**にまとめる。拡大自殺は愛他的心性や責任感が動機にある点で，うつ病に特徴的な犯罪といわれることが多いが，筆者の鑑定例では 2 例の境界性パーソナリティ障害がみられた。このうち事例 L は，43 歳の女性であるが，本人の不調のため手伝いをしに来ていた母が実家に戻ることになり，見捨てられた感を強め自殺を思い立ったものである。犯行前夜に母に添い寝を要求して断られたことも影響したようである。本人は，「母や娘に借金を負わせるのはしのびなかった」と愛他的動機を語るが，依存欲求の満たされなさが攻撃性に転化したと理解でき，境界例の病理としてのしがみつき行動として，日頃の依存の対象であった母親と 20 歳の娘を道連れにしようと図った，と理解される。従来，拡大自殺についてこのような犯行心理機制は指摘されたことはなく，珍しい事例といえるだろう。

ま　と　め

本章では，犯罪精神医学における自殺の位置づけを歴史的に振り返った。また，犯行当時ないし直後に自殺行動がみられた自験例 18 例に基づいて，
① 自殺目的の放火では，狭義のうつ病がみられず，単に自己に向いた破壊行動というだけでなく他者へも向けられた能動的な攻撃でもあること
② 従来，拡大自殺についてはうつ病との関連が強調されていたが，境界性パーソナリティ患者により，その人格特性に関連して行われることもありうることを指摘した。

附　記

本論は，第 49 回日本犯罪学会総会（平成 24 年 12 月 1 日，慈恵医大）のシンポジウム「自殺に関する犯罪学」における発表を基に稿を起こしたものである。

ここでは，自殺目的の放火における攻撃の方向性が両義的であることを指摘したが，これについて，総会当日，影山理事長より「攻撃性反転型」自殺[4]との類似を指摘された。この概念に思い至らなかったのは全く筆者の不明である。ただし，「攻撃性反転型」自殺が酩酊犯罪の類型として提唱されたのに対し，非酩酊状態でもこのような犯行が行われうることを示した点が本発表の新味といえるかもしれない。

文　献

1) Chiles, J. A., Strosahl, K. D.: Clinical Manual and Assessment and Treatment of Suicidal Patients. American Psychiatric Publishing, Inc., Washington D.C. 2005.（高橋祥友訳：自殺予防臨床マニュアル．星和書店，東京，2008.）
2) Gates, B. T.: Victorian Suicide: Mad Crimes and Sad Histories. Princeton Univ. Press, Princeton, 1988.（桂 文子ほか訳：世紀末自殺考．英宝社，東京，1999.）
3) Hubbard, D. G.: The Skyjacker — His Flights of Fantasy. The Macmillan Company, New York, 1971.
4) 影山任佐：アルコール犯罪研究．金剛出版，東京, 1992.
5) Maudsley, H.: Responsibility in Mental Disease. D. Appleton and Company, New York, 1875.
6) 中田　修：間接自殺について．精神医学 6(9): 652-656, 1964.
7) Satoh, S., Obata, S., Morita, N. et al.: Bus hijacking as indirect suicide. Acta Crim. Japon. 62: 185-190. 1996.
8) Sieverts, S.: Handbuch der Kriminologie, Band 3. Berlin, 1978.
9) 武村信義：精神病質の概念．金剛出版，東京，1983.

13. 司法精神医学の専門化はどうあるべきか[*註]

はじめに

　シンポジウムのテーマは「犯罪学の将来」ですが，まずは司法精神医学のこの百年を振り返るところから話をしたいと思います。これはさきほどの会長講演（影山任佐「日本犯罪学会百年，その歴史と展望：新たな犯罪学をめざして－総合犯罪学と統合犯罪学」）でくわしく話されていたところですが，そもそも近代日本に精神医学が導入された経緯には，司法上の必要性から裁判精神病学として始まったという面があります。

　百年前の1913年には，精神医学者の杉江董と心理学者の寺田精一が「犯罪学協会」を設立し，これがのちに「日本犯罪学会」と改称することになります。ここをもって，本日の設立百年の起点となるわけですが，その後，1917年に『法医学的精神異常論』という本が出されているように，精神医学が最初から独立性を保っていたわけではなく，法医学の一分野として成り立っていったことを確認しておきたいと思います。

　その後，日本の司法精神医学は時代ごとに少なからぬ成果をあげてきました。その中でも，吉益脩夫先生の犯罪生活曲線[1]とそれに続くさまざまな累犯者の研究は，日本の犯罪精神医学が世界に誇る業績と認められています。犯罪の始まりの時期，犯罪の反復と間隔，犯罪の罪種の方向性の3

[*註] 本章は，日本犯罪学会設立百年記念大会（平成25年11月15日，一橋講堂）のシンポジウム「犯罪学の将来」における口演原稿を再録したものである。

つの標識を組み合わせて犯罪者のゲシュタルトを描き出し、人格と行動を統一的図式的に把握するこの方法は、海外の新しい犯罪学の流れとして注目されるライフコース理論を数十年先取りしたものといえます。

犯罪生活曲線以外にも、日本の司法精神医学には、中田 修先生の放火の研究[2]や福島 章先生の累犯窃盗の研究[3]などとさまざまな学問的な蓄積があった訳です。また、昔の文献をみていますと、ひと頃、犯罪の早期予測の問題が関心を集めたこともあったようです。たとえば、法学の植松正先生や団藤重光先生と犯罪精神医学の吉益先生らが共同で少年非行の予防を論じていたり、また、これは日本のオリジナル研究ではありませんが、グルック予測表という手法の日本での導入や検討を、心理学の遠藤辰雄先生、刑法学の平野龍一先生と精神医学の樋口幸吉先生がなさっていたりと[4)-6)]、それぞれ異なる分野の専門家が共同のテーマの研究に取り組むことがあったことがわかります。このような学際的な連携は今でも本学会の特色として残っているのであり、かつて日本の司法精神医学は犯罪学の一分野という側面がつよく、ほかの犯罪関連諸学との協調や連携が目立っていたといえます。

しかし一方、その限界として、長い間わが国には触法精神障害者のための専門的な治療システムがありませんでした。この制度的不備を反映して、わが国の司法精神医学では本格的な司法精神医療が論じられる機会はほとんどなく、いきおい精神鑑定や刑事責任能力の議論に偏っていました。「治療論不在の司法精神医学」であったとしばしばいわれてきたところのものです。

治療論不在とはいいましたが、もちろん治療そのものが不在だったわけではなく、システムはなくても事件を起こした障害者はいつの時代もいるわけで、刑事責任がないとされた触法障害者は一般精神科臨床の中で対処されることを余儀なくされていました。制度の不備が臨床現場の医療者に負担を強いており、しかし、それに対して現場の医療者が声をあげる機会がほとんどなかったという状況が長く続いていたわけです。

しかし、さまざまな紆余曲折を経て、2003年に心神喪失者等医療観察法

が制定され，触法精神障害者のための専門的治療体制が整備されるようになりました。この法律は，「対象者の病状の改善及びこれに伴う同種の行為の再発の防止を図り，もってその社会復帰を促進すること」，あくまでも対象者の治療と社会復帰を目的としており，そもそも社会保安的な性格のものではなく，従来の一般精神医療の延長あるいは発展型の性格をもつものであるといえます。これは，触法精神障害者の治療システムといいながら，ウェイトは「触法」よりも「精神障害」に置かれているといってもいいかもしれません。

さて，医療観察法が制定されてからの10年間，日本の司法精神医学はじつにドラスティックに変化しました。2005年に日本司法精神医学会が設立されました。司法精神医学会の設立の経緯が，医療観察法の制定に密接に結びついていたことは事実で，そこではやはり医療観察制度に関連する発表が多くを占めています。医療観察法にもとづく司法精神医療の実践として，各種治療プログラム，たとえば内省プログラムや依存脱却プログラムなどが開発され，治療効果が検証されてきました。また，統計的に意味の確認された客観的な評価項目にもとづくリスク・アセスメントやマネジメントの発想が司法精神医療の現場に取り入れられていきました。

そして，何より医療観察制度によって触法障害者の治療環境が整備され，司法精神医学会という「物を言える場所」が作られたことによって，触法事例に関する医療サイドの，臨床家の発言や発信力が増大した，ということがこの10年間の最も大きな変化であると，私は考えています。

医療観察法が始まってから，「犯罪学の一分野としての司法精神医学」から「臨床精神医学の一分野としての司法精神医学」というように趣が変わってきました。

そして，これはあえて申しますが，従来の「犯罪学的な司法精神医学」から断絶したところから，現在の司法精神医学は始まっているという印象を受けます。司法精神医学会のリーディングメンバーで犯罪学会に入っていない先生は少なくないですし，犯罪学会と司法精神医学会の両方で指導的な立場にある先生も限られています。そして，その溝は少しずつ開いて

きているように感じます。

　医療観察法とは別に，司法精神医学関連のこの10年の動向として，法務省の矯正・保護において義務的な改善指導が行われるようになったことがあります。2008年に認知行動療法にもとづく性犯罪者処遇プログラムが刑務所や保護観察所で施行されるようになり，つづいて，薬物離脱プログラムや暴力防止プログラムも始められるようになっていきました。

　つまり，この10年の司法精神医学（と近隣領域）では，犯罪が臨床的問題として扱われる，臨床上の治療標的とみられるようになってきたわけです。

　このように昨今は「加害者臨床」が一種のトレンドでありまして，犯罪者を治療対象化する見方が広がってきているようです。

　医療観察法や刑務所の改善処遇から離れたところでも，たとえば，窃盗癖という精神医学的疾患がありますが，この病気の治療について臨床家から活発な発言がされるようになっています。窃盗癖というのは物を盗みたい衝動を抑えられず，不必要なものや価値のないものを盗む病気で，司法精神医学的には完全有責とみなされることが多いのですが，しかし刑務所に服役しても矯正効果があがらず，出所するとまた同じことを繰り返す。このような人たちに，再犯防止のための専門的な治療が行われる流れは歓迎すべきことですし，治療に当たられている臨床家の努力は並大抵のものではないと頭が下がります。しかし，一方，臨床家から「これを一般の万引きと同列に判断するのは酷であろう」として心神耗弱や心神喪失を主張する記述[7]をみると，「酷であろう」という個人的な感想のレベルで責任能力に言及されているようで，これは違和感を覚えざるをえません。そもそも，窃盗癖は病態が神経症水準であるとして有責とみなされているはずです。また，窃盗癖は摂食障害にしばしば合併するわけですが，「摂食障害が軽快すれば万引きもなくなる。したがって本来は刑罰ではなく治療が優先されるべきである」という[7]。しかし，治療の有効性や治療の必要性と，責任能力は，本来ちがう次元の判断であるはずで，従来，精神鑑定医はそこの不整合に悩んできました。治療効果があるのだから治療を刑罰に優先

させたい，という気持ちは臨床家として共感できますが，一方，臨床の論理がはたして司法の論理に優先するべきなのか。そこが考慮されないまま，臨床の論理で司法処分に言及する状況は問題があるでしょう。

このような「臨床家の論理」から結論が導き出された，疑問を感じる精神鑑定を，最近よく見かけるようになりました。私が経験した，とくに疑問を覚えた事例を紹介したいと思います。

〔事例1〕
　強姦致傷の30代の男性です。小学生時より義兄に精液をかけられたり口淫させられたりする性的虐待を受け，離人感や感覚麻痺など解離症状があったといいます。また，小学生時より，爪剥がしや首絞めなどの自傷行動が始まり，のちにはリストカットもするようになっていました。
　本件は，母親とスナックで飲食し，多少酔った状態で帰宅する途中，自分の好みの女性が歩いているのを発見し，女性を追いかけ，カッターナイフを突き付けて「殺す」などと脅し，顔を殴ったり首を絞めたりして暴行を加え，胸を舐めた上，強姦しようとした事件です。通行人の男性に目撃されると，被害者を知り合いの女性だと言ってごまかし，パトカーがくると走って逃走したといいます。被告人は逮捕直後は犯行を認めていましたが，捜査の途中から事件の記憶がないと主張するようになりました。
　弁護側は，被虐待児や解離によく言及している臨床心理士に情状鑑定を依頼しましたが，その鑑定では，被告人の「別人になったようだった」という供述を解離による人格変化ととらえ，被告人は犯行前にスナックで性的な連想を喚起される場面を目撃したことからスイッチが入り，その逃避として離人状態に入り，解離性健忘をともなう行動化として犯行に及んだと結論づけました。そして，被虐待の後遺症への専門的対処が必要であり，服役は治療導入を遅らせることになり，被告人の解離を悪化させるおそれがあると主張しました。また，鑑定人は「被告人の『別人になる』という状態は，飲酒の影響がある場合にもありうる。多弁になり，気が大きくなり，抑えきれなくなって怒りが外の対象に向かう。手当たり次第に壁など

を殴ったり，道端の看板などの物を投げたりしたことが何度かある。酔っていないときは，怒りを抱いてもひたすら我慢し，自傷に走るのであるが，それが外向化するということを指している」と説明しました。

しかし，そもそも，この「多弁で気が大きくなる」とは「人格変化」ではなく，いわゆる単純酩酊の説明ではないでしょうか？ また，「別人になったようだ」とは，性犯罪者の言い訳として比較的よくあるもので，はたしてその言述が解離体験なのかレトリックなのか，その鑑別も不十分と思われました。そして，この被告人に犯行を解離という病気のせいにして直面化していない段階で，被害者役割を与えることは再犯予防上，有効といえるのでしょうか？ 被虐待児や解離を専門にしているという鑑定人は，おそらく被告人に治療意欲を抱いたものと思われます。そのため，治療に導入するために，「解離」という，診断先にありきの，恣意的な結論を導き出したように思われます。

つぎは，私が鑑定人として関わった事例です。

〔事例2〕
30代の女性で，1歳11ヵ月の長男を絞殺した子殺しの事案です。22歳時に，男性との交際をきっかけに被害念慮や不安焦燥感，意欲低下などを伴う抑うつ状態に陥りました。精神科入院をへて翌年に軽快してからは，12年間，とくに問題なく過ごしていました。事件の23ヵ月前には，本件被害児である長男を出産しましたが，被疑者は長男誕生を喜び，愛情をもって育てていたようです。ところが，本件11ヵ月前に転居してからは，「家選びに失敗した」と悩み始め，不眠，被害念慮，心気観念が出現しました。事件の9ヵ月前から「赤ちゃんを殺せ」という自生思考を生じ―これは幻聴ではなかったようです―，そのような自分は母親失格と悩むようになりました。さらに長男の発達が遅れていると悩むようになり，自殺念慮も出現しました。本件は，長男が泣いていることから泣き止ませて自らも死のうとして，長男を殺害したものです。

鑑定時，初回と2回目の面接では表情は沈鬱で，発話も途切れ途切れ，

思考緩慢でした。ところが，第3回面接では様子がかわって活気有り，表情も自然になりました。私は過去の病歴や面接での様子を総合して，「内因性うつ病」に罹患していると診断し，拡大自殺とみて心神喪失を示唆しました。

　この鑑定にもとづいて検察官は不起訴処分にして医療観察法の申立をしましたが，つづいて行われた医療必要性鑑定では，「精神医学的診断なし」とされ，さらに犯行当時も完全責任能力であった，つまり起訴すべし，という結論が出されたようです。検察官から相談を受けたものの，医療必要性の鑑定書は見せてもらえなかったためその判断の根拠がわからないのですが，おそらくはうつ病相を脱したあとの寛解状態の様子のみから判断されたのではないかと思われます。臨床的にみてもその診断には疑問がありますが，しかし確かに第3回面接時の状態であれば，一般精神科臨床では入院の適応とは判断されないでしょう。もし，一般臨床で入院適応とならないことに準じて，医療観察法の適応から外されたのであれば，これはきわめて問題のある判断だといえましょう。医療観察法では，急性期の症状の緩和を待って，対象行為の直面化や贖罪などを行っていきます。犯罪精神医学的に子殺しの母親の自殺の危険が高いことは常識であり，うつ病相を脱したこの被疑者にとってその時点で必要なことは，自分がわが子を殺害したことへの心理的な介入やケアであったはずです。それこそが専門的な司法精神医療ならではの意義であり，本来，最も医療観察法の対象とされるべき事例であったと思われます。なお，本件は，検察官が再度，医療観察法の申立をして指定医療機関に入院されたと聞いています。

　最近遭遇した，個人的に疑問を覚えた事例を2例紹介しましたが，どうも責任能力の鑑定が混乱しているようだと，私も聞知する範囲では感じますし，司法官からの感想として耳にすることもあります。これは，あくまでも印象の範囲を超えるものではなく，実態の調査にもとづく言及ではありませんが，もし混乱しているのであれば，私は，その要因は3つあると考えています。

　ひとつは，古く，昭和59年の最高裁決定です。いわゆる「慣例」を廃し，

可知論的な傾斜を決定づけたとされるものです。統合失調症＝心神喪失という結論は，現代の実情に合わず，この方向自体は正当なものだと思いますが，診断，病状，生活態様，犯行動機などを総合して判断するといった場合，どの点を重視するか鑑定人による見解の差が大きく，恣意的な判断に流れがちになっている現状は否定できません。それでも，精神鑑定が一部の犯罪精神医学のスペシャリストに集中していた時代は―もちろん，そのことが良いといっているわけではないのですが―，それでも鑑定結果はある程度の幅におさまっていたものでした。

　しかし，これが2番目の要因ですが，医療観察法以後，司法精神医学が追い風になり，精神鑑定に関心を向ける医師が増えたこと，これ自体は歓迎すべきことですが，いまだ研修システムが整備されないまま鑑定人人口のみが急増しました。かつては，精神鑑定は良くも悪くもスペシャリストに限られた秘儀的な営為でしたが，医療観察法以後，多くの医師に開かれ，そして，最高裁決定以後の判断方針の混乱も相俟って，鑑定が単なる個人的見解の開陳に堕している場合もまま見られます。極端な話をいえば，「私は，精神病者といえども刑を受けるべきだと思う」と主張してすべて完全責任能力と判断する鑑定も出かねない状況です。障害者の社会復帰が促進される今日，患者の病理のみにとらわれず，健康な部分に目を向けることはよき臨床家の姿勢と言えましょうが，責任能力判断に臨床感覚をもちこんで，健康な部分を拡大視し有責に傾くことは適切とは言えないでしょう。

　そして，裁判員裁判が始まったことにより，素人にわかりやすい鑑定が求められ，鑑定の議論はますます過度の単純化と過剰なノーマライゼーションに流されている懸念を覚えます。「迎合的精神鑑定」「精神鑑定人の大衆化現象」[8]が最もみられるのが裁判員裁判における鑑定だろうと思います。

　まとめに入ります。
　医療観察法以前は，司法精神医学は犯罪学の一分野としての側面がつよ

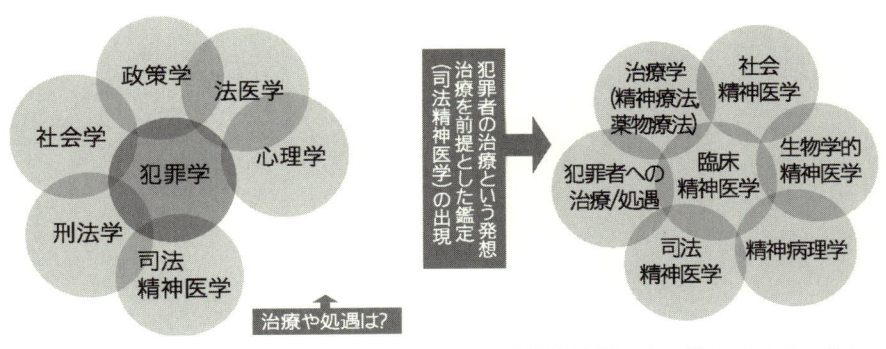

図1　医療観察法以前の"missing circle"

図2　医療観察法導入後の臨床サイドの動き

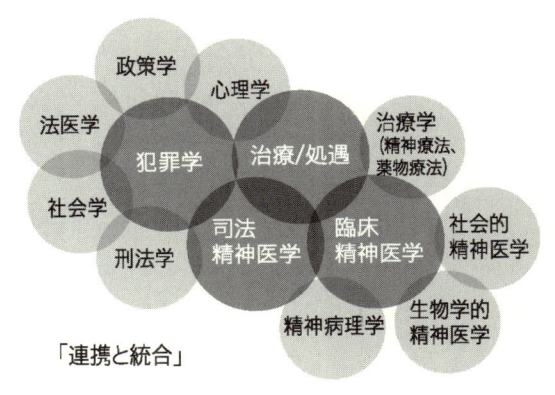

図3　バランスのとれた犯罪学の構築

く，犯罪関連諸学との連携があったものの，しかしそこには治療論が欠落していました（図1）。それは，一般の精神医学，精神科臨床からの遊離でもあったでしょう。実際に，かつて精神鑑定は，臨床感覚に合致しない結論を導き出すと，一般の精神科医から批判されたものでした。

医療観察法以後は，触法精神障害者の治療の場を得たことにより，司法精神医学は臨床精神医学の一分野としての側面を強めていきました（図2）。そして，治療を前提とする司法精神医学が実現し，それは精神鑑定の考え方も変えていっています。一方，現在の司法精神医学は臨床原理が声高に

主張されすぎ，司法の考え方とのすりあわせが不足しているように見えます。

私の考えるバランスのとれた犯罪精神医学は，このように模式化されます（図3）。司法精神医学は，犯罪学と臨床精神医学というふたつの主人に仕えるようなものであり，どちらか一方に偏りすぎていると，適切な実践（精神鑑定と司法精神医療の両輪ですが）が喪われます。

これからは，臨床精神医学的司法精神医学と犯罪学的司法精神医学のクロストークを通じて，司法精神医学の適正化，ここに示される「連携と統合」が実現されることを期待します。

文　献

1) 吉益脩夫：犯罪学概論．有斐閣，東京，1958．
2) 中田　修：放火の犯罪心理．金剛出版，東京，1977．
3) 福島　章：窃盗累犯の研究．犯罪心理学 I．金剛出版，東京，1977．
4) 遠藤辰雄，橋本重三郎，安香 宏ほか：Glueck 予測表の適用に関する研究（総論）．日本の犯罪学3　対策 I. pp.21-25．東京大学出版会，東京，1970．
5) 樋口幸吉，武村信義，坪井孝幸：精神医学的面接によるGlueck 予測表の検討．日本の犯罪学3　対策 I. pp.29-32，東京大学出版会，東京，1970．
6) 平野竜一：Glueck 予測表の解明．日本の犯罪学3　対策 I. pp.33-38，東京大学出版会，東京，1970．
7) 高木洲一郎，大森美湖，浜中禎子ほか：摂食障害患者の万引きをめぐる諸問題．アディクションと家族 26(4)：296-303, 2010．
8) 影山任佐：犯罪精神病理学—実践と展開．金剛出版，東京，2010．

あとがき

　本書には，1999年から2014年までの16年間に発表した論考の中から13本を選び収録した。この16年間はわが国の司法精神医学が劇的に変化した時期にあたり，今では当を得ない内容もあるかもしれないが，執筆当時の記録の意味も込めてあえて修正することはせずほぼ初出時のまま転載した。初出時の共著者の方々には，本書への載録にご理解とご同意をいただいたことにお礼を申し上げます。

　あらためて目次を見直すと，宗教犯罪，性犯罪，窃盗癖に放火癖と，我ながら笑ってしまうほど内容にまとまりがなく，しかもそのことごとく司法精神医学のメインストリームから一歩はずれたテーマばかりである（『犯罪精神医学 拾遺』というタイトルにはその辺を反映させたつもり）。昨今，司法精神医学にも陽が当たるようになり，リスクアセスメントツールや治療プログラム開発などの華やかな研究をまぶしく仰ぎながら，当方は落ち穂拾いというか隙間産業というか，まあそういうポジションである。書き手の見当たらない題材は，なぜか私に原稿依頼が来る。

　私が偏愛する作曲家マスネに『ノートルダムの曲芸師』というオペラがある。貧しい曲芸師ジャンは不信心だが，食事につられて修道院に入る。修道僧たちは詩，音楽，彫刻とそれぞれ得意の芸術で聖母を讃えている。ジャンは，自分は無知で役立たずだと嘆くが，料理番の修道僧ボニファースはサルビアの花の話を彼に聞かせ，自分ができることを精一杯やれば誰でも聖母の祝福を受けられると説く。この話に感動したジャンは礼拝堂の聖母像の前で「私の捧げられるものはこれだけです」と言いながら，次々に曲芸を披露する。修道僧たちは口々に冒瀆だとジャンを非難するが，ジャンが疲れ切って倒れると天上から天使の声が聞こえ，聖母像の手が彼を祝福するように動き，天使のハレルヤの合唱のなか，彼の魂は昇天する。口幅ったいようだが，私も浅

学非才の身ながら，身の丈に合った仕事を精一杯つとめていれば，いずれ聖母ならぬ誰かに認めてもらえるのではないかと思う。まったくの余談ながら，2004年夏にコロラド州セントラルシティでこの滅多に舞台にかからない佳品の実演に接したことは私の幸せな思い出である。

　と，愚痴めいた書き方をしてみたが，実のところ，私自身が人の通らない裏通りが好きなのである。医学の中ではマイナー領域とされる精神科に進み，精神科の中でもマージナルな司法精神医学を選び，その中でも傍流のテーマばかり手がけているのはすべて隅っこに潜ろうとする私の性分である。そんな私であるから，いまや司法精神医学が若手の精神科医に人気と聞くと戸惑いを禁じ得ない。専門家としてこんなことを言うのもなんであるが，司法精神医学が花形となる状況は日本の精神医療にとって幸せなことなのかどうか。私は，本来，司法精神医学は日陰者でちょうどいい立場だと思っているが，それは決して司法精神医学を軽んじていることにはならないと信じる。

　加害者臨床が注目されることは歓迎したいが，それにともなって，昨今，一部の臨床家が（おそらくは弁護士の求めに応じて）刑罰の無効性と治療の有効性を強調し，さらには減刑を得るために心神喪失などという言葉まで盛り込んだ意見書を乱発する傾向があることには憂慮をおぼえる。責任主義の原則を踏み外したようなこれらの意見書は，目の前の患者を刑務所に行かせるのはしのびないという医療者の素朴な「善意」や，この患者を治療したいという臨床的欲望から書かれているように思われるが，法の前では患者も医療者も平等であるはずだろう。もし主治医がその発言力によって患者の法的処罰を免れさせることがあれば，治療関係の中で主治医は法を超えた万能の存在になってしまう。法律という社会の根本的な枠組みを踏み越えた治療関係において，再犯抑止はなお治療目標たり得るだろうか？　私には，臨床家が安易に「超法規的措置」を要請し，法を軽んじる態度を率先して示すことが真の再犯予防に結びつくとは到底思えないのである。

　性犯罪や常習窃盗のような嗜癖性の高い犯罪行為については，ややもすると刑罰が優先されるべきか治療が優先されるべきかという択一的な問題設定

に陥りがちであるが，私の立場は，これらは犯罪であると同時に病理でもあるのだから，刑罰と治療の双方が必要であるというものである。治療のみが再犯を予防できるというのは臨床家の驕りではないか。さらに，平成17年の「刑事収容施設及び被収容者等の処遇に関する法律」制定以降，刑務所では臨床技法を取り入れた特別改善指導を行っている。すなわち，刑務所は本来の懲罰機能に加えて臨床機能も併せ持つようになっているのである。私は単純な厳罰化論者ではないし，そもそも拘禁刑のみが厳罰とも思わないが（この点は染田惠が提唱する「社会内自由刑」の考え方に教えられることが多い），平成18年の開始当初より刑務所および保護観察所での性犯罪者処遇プログラムに携わってきた経験から言えば，刑務所でしか行い得ない治療もありうると思う。民間機関で加害者臨床に携わる者の役割とは，患者の服役を免れさせることではなく，刑期を終えた患者が社会に戻ってきたときに迎え入れ治療を引き受ける用意があること，決して見捨てないことを示すことではないだろうか。薬物事犯については，平成25年に一部執行猶予が制度化された。その有効性については今後の経過を見守りたいが，薬物事犯以外にも累犯性の高い者への刑事処分と社会内指導監督とを偏りなく実現できる可能性を含んだ方策として関心と期待を抱いている。

　これまで私が司法精神医学者として曲がりなりにも活動を続けてこられたのには多くの方々の支えがあった。以下，記して感謝したい。
　まず，亡き恩師・小田晋先生（筑波大学名誉教授）に感謝を捧げたい。師の期待にまったく応えられなかった不肖の弟子であったが，先生の退官間際に入局した「末っ子」であったためか殊のほか可愛がっていただいた。小田教室はもともと自由な発言が許される雰囲気があったが，先生は私の生意気な発言を喜んでくださり（私は「先生の責任能力判断は甘いと思う」と放言して，その場を凍り付かせたことがある），ますます私は増長した。退官のため官舎を引き払われる際には荷造りの手伝いに伺い——蔵書のおこぼれを期待していたことは言うまでもない——，中田修先生の手になる小田先生宛献辞署名の入った『精神医学』（医学書院，1965. 吉益脩夫，中田修，武村信義，

小木貞孝の共著)をいただいた。この本を手にとるたび身の引き締まる思いがする。私の一生の宝物である。

佐藤親次先生(元・筑波大学准教授)は私の臨床の師匠である。もともと憑依や神隠しに興味があった私は大学3年の夏に民俗精神医学を学ぶべく佐藤先生に弟子入りを志願し，佐藤先生を通じて小田門下の末席を汚すことになった。私の研究の発想の多くは佐藤先生との雑談から発している。先生の闊達な発想にどれだけ助けられ，教えられたことか。

筑波大学在職時の上司・中谷陽二先生(筑波大学名誉教授)には精緻な理論構成と批判意識を，東京医科歯科大学在職時の上司・山上皓先生(東京医科歯科大学名誉教授)にはアカデミズムに籠もらず矯正や更生保護の現場と交流することの大切さと面白さを教えていただいた。

大学院時代の同期・簑下成子先生(川村学園女子大学教授)には，精神鑑定の心理検査でお世話になっている。いつも無理な鑑定スケジュールに付き合わせて申し訳ない。秘書として精神鑑定業務を支えてくれた北原舞さん，尾畠知里さん，いつも本当にありがとう。

現在の職場の同僚諸氏にも日ごろの感謝を申し上げたい。思えば，周囲に犯罪学者が一人もいない職場はここが初めてである。専門を異にする先生方との交流によって，私の犯罪理解も変化したように思う。

医学部に進みながら家業の診療所を継がず精神科医になる我が儘を許してくれた父，私の進路選択を全面的に応援してくれた亡き母，そして最大の理解者(かつ受難者)である妻に，これを機会に日ごろの感謝の思いを伝えたい。

時空出版の藤田美砂子氏には懇切な助言と丁寧な校閲をいただきました。感謝いたします。

　　平成27年6月
　　　　梅雨の晴れ間に　南青山の研究室にて　　　小 畠 秀 吾

初出一覧

第1章　刑事責任能力の判定に関するアンケート調査
　　　　精神神経学雑誌 107(5)：437-455, 2005.
　　　　(橋爪きょう子、和田久美子、簑下成子、森田展彰、中谷陽二の各氏と共著)
第2章　「いん唖のため精神の発育が著しく遅れている者」の責任能力と訴訟能力
　　　　精神科治療学 17(9)：1137-1144, 2002.
　　　　(黒田直明、簑下成子、中谷陽二の各氏と共著)
第3章　司法精神鑑定例の宗教精神病理学的側面
　　　　On the Religious Psychopathological Aspects of Forensic Psychiatric Evaluation.
　　　　Acta Crim Med Legal Jap. 65(1)：7-24, 1999. を翻訳.
　　　　(森田展彰、佐藤親次、滝口直彦、小田晋の各氏と共著)
第4章　放火癖－診断、アセスメント、治療－
　　　　精神科治療学 27(6)：723-729, 2012.
　　　　(北原舞 氏と共著)
第5章　盗みと窃盗癖
　　　　臨床精神医学 34(2)：149-157, 2005.
第6章　解離状態下の窃盗を反復した病的悲嘆の一例
　　　　犯罪学雑誌 71(2)：46-51, 2005.
第7章　性犯罪者の精神鑑定
　　　　犯罪学雑誌 72(3)：81-86, 2006.
第8章　虐待の後遺症－特に性犯罪者における被虐待体験を中心に－
　　　　トラウマティック・ストレス 6(1)：43-49, 2008.
第9章　性犯罪加害者の治療教育
　　　　精神科 23(5)：536-542, 2013.
第10章　ひきこもりと犯罪
　　　　最新精神医学 5(5)：451-456, 2000.
　　　　(黒田直明、佐藤親次の各氏と共著)
第11章　司法精神鑑定例からみる暴力の諸側面
　　　　こころの科学 172：10-14, 2013.
　　　　(北原舞 氏と共著)
第12章　自殺と犯罪精神医学
　　　　犯罪学雑誌 79(3)：78-83, 2013.
第13章　司法精神医学の専門化はどうあるべきか
　　　　犯罪学雑誌 80(4)：117-122, 2014.

＊単行本として収載するにあたり、多少の手入れを行った.

〈著者略歴〉
小畠　秀吾（おばた・しゅうご）
1970（昭和45）年12月　青森県生まれ
1995年　筑波大学医学専門学群卒業
1999年　筑波大学大学院博士課程医学研究科を修了し博士（医学）号を取得
2000年　筑波大学社会医学系・助手
2003年　東京医科歯科大学難治疾患研究所（犯罪精神医学）・助教授
2007年　国際医療福祉大学大学院・准教授
現在，日本犯罪学会評議員・監事，日本司法精神医学会評議員
2006年，日本犯罪学会学術奨励賞受賞
医師，臨床心理士．専門は司法精神医学，犯罪心理学
主要著作　『臨床精神医学講座19 司法精神医学・精神鑑定』（共著，中山書店，1998），『司法精神医学と精神鑑定』（共著，医学書院，1998），『司法精神医学』（共著，中山書店，2000），『わかりやすい犯罪心理学』（共編著，文化書房博文社，2010）など

犯罪精神医学　拾遺
（はんざいせいしんいがく　しゅうい）

2015年10月15日　第1刷発行

著　者　小畠秀吾
発行者　藤田美砂子
発行所　時空出版株式会社
〒112-0002　東京都文京区小石川4-18-3
電話　03(3812)5313
http://www.jikushuppan.co.jp
印刷・製本　モリモト印刷株式会社

ⓒ 2015 Printed in Japan
ISBN978-4-88267-061-2

落丁，乱丁本はお取替えいたします